高等医学院校实践实验系列教材

临床医学见习指导

主　编　赵海平　孟兴凯　刘艳阳

副主编　齐丽英　孟晶莹　赵拴枝

编　者　（按姓名汉语拼音排序）

白　杰　白丽杰　包秀丽　陈　华　陈　平
陈丽霞　崔晓波　多红英　傅　卓　高　大
韩建文　韩志强　贺　岚　金　山　靳君华
李　婧　李　鹏　李　琼　李琳琳　刘　敏
刘挨师　刘艳阳　刘志平　鲁志刚　吕新翔
孟　彦　孟晶莹　孟兴凯　莫日格乐
娜　丽　齐红岩　齐丽英　孙东涛　仝秀清
王博谦　王朝阳　王国强　温　林　薛　韬
伊雅芳　易媛媛　殷朝辉　张　强　张　瑞
张称心　张春霞　张亚昱　赵海平　赵荣伟
赵世刚　赵拴枝　郑俊全

（主编、副主编、编者单位均为内蒙古医科大学附属医院）

北京大学医学出版社

LINCHUANG YIXUE JIANXI ZHIDAO

图书在版编目(CIP)数据

临床医学见习指导 / 赵海平，孟兴凯，刘艳阳主编 .—北京：北京大学医学出版社，2016. 1
高等医学院校实践实验系列教材
ISBN 978-7-5659-1306-8

Ⅰ. ①临… Ⅱ. ①赵…②孟…③刘… Ⅲ. ①临床医学—高等学校—教学参考资料 Ⅳ. ① R4

中国版本图书馆 CIP 数据核字(2015)第 304524

临床医学见习指导

主　　编：赵海平　孟兴凯　刘艳阳
出版发行：北京大学医学出版社
地　　址：(100191)北京市海淀区学院路 38 号　北京大学医学部院内
电　　话：发行部 010-82802230；图书邮购 010-82802495
网　　址：http：//www.pumpress.com.cn
E — mail：booksale@bjmu.edu.cn
印　　刷：中煤(北京)印务有限公司
经　　销：新华书店
责任编辑：畅晓燕　**责任校对**：金彤文　**责任印制**：李　啸
开　　本：787 mm ×1092mm　1/16　**印张**：11.5　**字数**：290 千字
版　　次：2016 年 1 月第 1 版　2016 年 1 月第 1 次印刷
书　　号：ISBN 978-7-5659-1306-8
定　　价：25.00 元

序

每个患者到医院就诊时都期望遇见一位态度和蔼、体贴关怀、医术高明、能解决健康问题的好医生，这是人民对医生的期望，也就是对培养医生的医学院校的期望。内蒙古医科大学附属医院为了培养人民满意的毕业生，由赵海平等多名教授编写了三册有关临床医学实习、实践的指导教材，包括《诊断学见习指导》《临床医学见习指导》以及《临床医学实践技能操作规范》，即将作为医学生临床实习用书正式出版发行。这是该校保证临床医学教育达到国家医学教育标准的重要举措。

2008 年教育部和前卫生部颁布的《本科医学教育标准——临床医学专业》中提出医学毕业生职业道德目标、知识目标和技能目标三大目标体系。其中技能目标包括：全面、系统、正确地采集病史的能力；系统、规范地进行体格及精神检查的能力；规范书写病历的能力；较强的临床思维和表达能力；内、外、妇、儿科各类常见病、多发病的诊断、处理能力；一般急症的诊断、急救及处理能力；根据具体情况选择使用合适的临床技术，选择最适合、最经济的诊断、治疗手段的能力；运用循证医学的原理，针对临床问题进行查证、用证的初步能力；从事社区卫生服务的基本能力；具有与医生、护士及其他医疗卫生从业人员交流的能力；结合临床实际，能够独立利用图书资料和现代信息技术研究医学问题及获取新知识与相关信息，能用一门外语阅读医学文献；能够对患者和公众进行有关健康生活方式、疾病预防等方面知识的宣传教育；具有自主学习和终身学习的能力。

为达到国家对医学生培养的技能目标，进一步提高临床实践教学质量，内蒙古医科大学编写的这三册教材，凝集了内蒙古医科大学附属医院一线教师和教学管理者的心血。编写人员凭借自身丰富的教学经验、扎实的专业知识，进一步规范了临床技能实践教学环节，详细介绍临床各科室基本技能的操作步骤，具有理论联系实际的特点。我相信这三册教材会对临床教师以及医学生有所裨益，为规范临床实践教学提供良好的借鉴，希望教师和学生都能很好地运用这三册教材，继续发挥“三基三严”（基本知识，基本理论，基本技能；严格要求，严密作风，严肃态度）的优良教学传统，将国家的医学教育标准真正落实到临床教学环节中，落实到临床实习中去，为培养人民期望的道德高尚、医术高明的好医生而努力奋斗。

孙宝志

中国医科大学教授，中国高等教育学会医学教育专业委员会教育科学研究分会理事长

2015 年 12 月 5 日

前 言

当前科学技术、医学科学、信息技术迅猛发展。社会及人民群众卫生服务需求日益增长。特别是伴随医学模式的转变，在医学从业标准逐步走向国际化的大趋势下，21 世纪医学教育面临新的挑战，对医学教育提出了新的要求。我国深化医药卫生体制改革以来，医学发展呈现出新的局面，“临床医生岗位胜任力”“卓越医生”等全新概念的提出，标志着临床医学教育已经进入了一个新的发展阶段。

2014 年《教育部等六部门关于医教协同深化临床医学人才培养改革的意见》中明确指出：加大教学改革力度，加强医学人文教育和职业素质培养，推进医学基础与临床课程整合，完善以能力为导向的评价体系，严格临床实习实训管理，强化临床。实践教学、临床思维和临床实践能力的培养作为医学教育的重点再一次被提出。为了强化医学教育的实践环节，指导教师授课，统一教学标准，为广大教师授课提供有益借鉴，我们认真分析和研究了现代医学教育发展的要求，以规划教材为基础，结合执业医师考试大纲、硕士研究生入学考试大纲以及全国高等医学院校大学生临床技能竞赛的要求，编写了三册有关临床医学实习、实践的指导教材，分别为《诊断学见习指导》《临床医学见习指导》以及《临床医学实践技能操作规范》，主要对临床医学专业以及其他专业的临床医学方面的实践教学内容和技能操作提供指导，包括诊断学、影像医学、内科学、外科学、妇产科学、儿科学、耳鼻咽喉科学、眼科学、口腔科学、皮肤性病学、传染病学、神经病学、精神病学的见习教学内容、基本技能操作以及部分护理基本技能操作，旨在通过临床实践教学，确保医学生逐步掌握临床基本操作技能，进一步掌握临床常见病的基础知识、诊断方法和治疗原则，提高临床思维能力。

这三册教材的编写人员均多年从事临床教学及临床教学管理工作，教学热情高、教学经验丰富、教学能力强，他们将自身知识与多年带教经验相结合，进行了总结和归纳，历时一年的时间，进行了反复的论证和修改，确定了编写内容，力求编写合理、内容翔实、应用性强。但鉴于编写人员的能力有限，本书难免存在不足，有待在使用中进一步论证，不妥之处，还望海涵，并提出宝贵意见。

赵海平

目录

第一章 内科学

内科学作为临床医学中的一门综合学科，涉及面广，整体性强，是临床医学专业学生必修的专门学科，是临床医学中的核心学科。它不仅是临床医学各科的基础，而且与它们存在着密切的联系，内科学着重于临床的诊断与治疗学习，在临床教学中占据了重要位置。学好内科学是学好临床医学的关键。要学好内科学必须重视基础理论、基本知识和基本技能，进行深入透彻的理解和运用，将课堂理论与临床实践相结合，学会如何询问和书写病历，正确掌握系统检查方法，基本掌握常见病、多发病的诊断和治疗。根据教学培养方案的要求，临床医学本科专业内科学见习课68学时，17次；影像、口腔、麻醉本科专业内科学见习课40学时，10次；蒙医本科专业内科学见习课16学时，4次。本指导编写以临床医学专业为基准，麻醉、影像、口腔医学、蒙医专业见习参考指导内容，合并节次进行见习，并根据需要适当删减。

节数	临床医学专业		麻醉、影像、口腔医学专业		蒙医专业	
	内容	学时	内容	学时	内容	学时
见习一	慢性阻塞性肺疾病、支气管哮喘	4	慢性阻塞性肺疾病、支气管哮喘、肺炎	4	慢性阻塞性肺疾病、支气管哮喘、肺源性心脏病（简称肺心病）、呼吸衰竭	4
见习二	肺炎、支气管扩张	4	肺癌、胸膜疾病、肺心病、呼吸衰竭	4	心力衰竭、原发性高血压	4
见习三	肺癌、胸膜疾病	4	心力衰竭、心律失常	4	肝硬化、肝性脑病、急性胰腺炎、消化道出血	4
见习四	肺心病、呼吸衰竭	4	冠状动脉粥样硬化性心脏病（冠心病）、高血压、心脏瓣膜病	4	甲状腺功能亢进症、糖尿病	4
见习五	心力衰竭	4	消化性溃疡、炎症性肠病、急性胰腺炎、	4		
见习六	心律失常	4	肝硬化、肝性脑病、消化道出血	4		
见习七	冠心病	4	肾病综合征、慢性肾衰竭及肾替代治疗	4		
见习八	高血压、心脏瓣膜病	4	甲状腺功能亢进症、糖尿病	4		
见习九	消化性溃疡、炎症性肠病	4	贫血、白血病、淋巴瘤	4		
见习十	肝硬化、肝性脑病	4	类风湿关节炎、系统性红斑狼疮	4		
见习十一	急性胰腺炎、消化道出血	4				

见习十二	肾病综合征	4				
见习十三	慢性肾衰竭及肾替代治疗	4				
见习十四	贫血、白血病、淋巴瘤	4				
见习十五	甲状腺功能亢进症	4				
见习十六	糖尿病	4				
见习十七	类风湿关节炎、系统性红斑狼疮	4				
总计		68		40		16

[注]

1. 麻醉、影像、口腔专业　不讲授见习二中的支气管扩张内容，并与见习一合并成口麻影专业的第一次见习；见习三与见习四合并，组成第二次见习；见习五与见习六合并，组成第三次见习；见习七与见习八合并，组成第四次见习；见习九与见习十一中的急性胰腺炎内容合并成第五次见习；见习十与见习十一中的消化道出血内容合并成第六次见习；见习十二与见习十三合并，组成第七次见习；见习十四是第八次见习；见习十五与见习十六合并，组成第九次见习；见习十七是第十次见习。
2. 蒙医专业　见习一与见习四合并，组成第一次见习；见习五与见习八中的高血压内容合并成第二次见习；见习十与见习十一合并，组成第三次见习；见习十五与见习十六合并，组成第四次见习。

见习一　慢性阻塞性肺疾病、支气管哮喘

【见习目的】

（一）掌握

1. 慢性阻塞性肺疾病的临床表现、诊断与稳定期病情严重程度评估，鉴别诊断，并发症及治疗原则、临床分期。

2. 支气管哮喘的临床表现、诊断标准、分期及控制水平分级，鉴别诊断（尤其是与心源性哮喘的鉴别），治疗原则、治疗药物的分类及特点。

（二）熟悉

1. 慢性支气管炎、阻塞性肺气肿与慢性阻塞性肺疾病的关系。

2. 支气管哮喘的实验室检查、并发症及哮喘的教育与管理。

（三）了解

1. 慢性阻塞性肺疾病的病因、发病机制及病理生理。

2. 支气管哮喘的病因、发病机制及病理。

【见习内容】

1. 慢性阻塞性肺疾病。

2. 支气管哮喘。

【见习准备】

1. 准备具有典型临床表现、X 线胸片或肺 CT 及肺功能检查的慢性阻塞性肺疾病患者 3～4 位及其病历。

2. 准备具有典型表现的支气管哮喘患者 2～3 位或病历 2～3 份。

【见习步骤及安排】

1. 先集中学生讲解实习任务、目的、内容及要求。

2. 学生按病例数分组，去病房询问病史、体格检查。

3. 集中回示教室报告病历摘要。

4. 请学生提出必要的辅助检查，并说明检查的目的，由老师提供相应结果。

5. 学生归纳患者的临床特点，做出完整的诊断，并说明诊断依据，注意其并发症。

6. 开出患者的住病医嘱。

7. 由老师结合患者具体实际以提问的方式小结。

【见习病例】

（一）慢性阻塞性肺疾病

1. 病史询问要点

（1）发病年龄。

（2）起病的急缓。

（3）病程的长短。

（4）发病的诱因。

（5）与季节有无关系。

（6）临床表现特点，咳、痰、喘、气短的症状及其持续时间。

（7）诊疗情况，包括药物治疗效果、急性加重的频次。

（8）目前有无心肺功能不全的表现。

（9）既往有无心肺疾病史［如高血压性心脏病（高心病）、冠心病、风湿性心脏病（风心病）、肺结核、支气管扩张（支扩）、支气管哮喘等］。

（10）个人史：注意职业史及吸烟嗜好（量、烟龄）。

2. 体检要点

（1）体温、脉搏、呼吸、血压、体位。

（2）呼吸困难的特点：呼气性。

（3）缺氧程度：口、唇黏膜颜色。

（4）颈部：颈静脉充盈程度，气管有无移位。

（5）胸部：视、触、叩、听。

（6）心脏：心尖搏动位置，心界大小，心率，节律，心音，杂音，特别注意有无剑突下心脏搏动及三尖瓣区心音明显增强。

（7）腹部：肝是否肿大，肝颈静脉回流征是否阳性，有无腹水征。

（8）双下肢水肿情况。

3. 见习步骤和讨论

（1）学生分组去病房询问病史、体格检查。带教教师及时纠错。

（2）回示教室报告病历摘要。请学生提出必要的辅助检查：血气分析、胸部 CT 或 X 线、肺功能、血常规、痰培养等，并说明检查的目的。由带教老师提供相应检查的结果。

（3）学生归纳患者的临床特点；做出完整的诊断，并说明诊断依据；注意其并发症。

（4）开出患者的住病医嘱。

（5）由老师结合患者具体实际以提问的方式小结。

1）慢性阻塞性肺疾病的临床特点。

2）慢性阻塞性肺疾病的诊断（包括临床分期和病情严重程度分级）。

3）与支气管哮喘、支扩、肺结核、矽肺或尘肺、肺癌的鉴别诊断，并发症。

4）慢性阻塞性肺疾病的治疗原则：强调针对病因、病期和反复发作的特点，采取防治结合的综合性治疗措施。

①急性发作期的治疗：控制感染，支气管扩张剂、祛痰止咳、氧疗、糖皮质激素的使用，并发症的处理。

②稳定期的治疗：以预防为主，增强体质，提高机体免疫功能，避免各种诱发因素（预防感冒和戒烟），规律使用支气管扩张剂，长期家庭氧疗（long time home oxygen therapy, LTOT）的指征。

（二）支气管哮喘

1. 病史询问要点

（1）发病年龄；有无好发季节，起病的急缓，有无过敏物质接触或食用史，发病与呼吸道感染有无关系，理化因素，与精神刺激、运动及气候变化的关系，有无前驱症状如鼻痒、喷嚏等。

（2）发作时的特征：呼吸困难的形式（呼气性还是吸气性），发作或加重的时间，持续时间，缓解的方式，对平喘药物的反应，每年发作次数，有无伴随症状如胸闷、咳嗽、咳痰（色量），有无血痰或粉红色泡沫痰，有无心悸、发绀、大汗淋漓、意识障碍、发热等。

（3）既往有无心脏病史（如高心病、冠心病、风心病等）。

（4）个人史：注意职业史及吸烟嗜好（量、烟龄）。

2. 体检要点　体温、脉搏（有无奇脉）、呼吸、血压、体位、意识状态，有无发绀、大汗，咽喉部有无异常，有无鼻息肉，气管位置，颈静脉有无充盈，有无肺气肿体征，呼吸音变化，有无干、湿啰音及其分布范围，心界大小、心音、心率、节律、杂音，有无肝界下移或肝大，有无腹水征及下肢水肿等。

3. 见习步骤和讨论

（1）学生分组去病房询问病史、体格检查。带教老师及时纠错。

（2）由学生报告病历摘要，并提出必要的辅助检查如血常规、嗜酸细胞计数、痰液检查、胸片或CT、ECG、过敏原皮试；特异性过敏原的补体试验、血清 IgE 测定、肺功能检查、血气分析，说明每项检查的目的。由带教老师提供相应检查项目的结果。

（3）以提问的方式由学生归纳患者的临床特点（包括年龄、症状特点、体征、实验室检查资料、治疗情况）。

（4）诊断：哮喘的诊断应包括支气管哮喘的诊断、分期、病情严重程度的评估及并发症的诊断，特别注意重症哮喘的概念；说明其诊断依据。

（5）治疗原则：消除病因、控制急性发作、巩固治疗、改善肺功能、防止复发、提高患者生活质量。根据患者的实际情况，讨论哮喘的具体方法，定入院医嘱。

1）药物分类和作用特点：6 大类药物的代表药物及特点。激素是控制哮喘最有效的药物。短效 β_2 受体激动剂（SABA）为治疗哮喘急性发作的首选药物，吸入给药是起效最快的药物。长效 β_2 受体激动剂（LABA）与吸入性糖皮质激素（ICS）联合是目前最常用的控制性药物。

2）急性发作期的处理：尽快缓解气道痉挛，纠正低氧血症。根据严重程度选择相应治疗方案。重症哮喘的处理：补液、糖皮质激素、支气管舒张剂、抗生素、纠正酸中毒、氧疗、纠正电解质紊乱。

3）慢性持续期治疗：药物治疗（阶梯治疗方案）、免疫疗法、了解难治性哮喘。

（贺　岚）

见习二　肺炎、支气管扩张

【见习目的】

（一）掌握

1. 肺炎分类，常见细菌性肺炎的临床表现、X线表现及首选抗生素（特别是肺炎球菌肺炎）。

2. 支气管扩张的临床表现、诊断、鉴别诊断和治疗原则。

（二）熟悉

1. 肺炎的严重程度评估，以及葡萄球菌肺炎、支原体肺炎及病毒性肺炎的临床特点和治疗原则。

2. 支气管扩张的辅助检查。

（三）了解

1. 肺真菌病的分类。

2. 支气管扩张的病因、发病机制及病理。

【见习内容】

1. 肺炎。

2. 支气管扩张。

【见习准备】

1. 准备具有典型临床表现及辅助检查的肺炎患者3～4位及其病历。

2. 准备具有典型临床表现及辅助检查的支气管扩张患者2～3位或病历2～3份。

【见习步骤及安排】

1. 先集中学生讲解实习任务、目的、内容及要求。

2. 学生按病例数分组，去病房询问病史、体格检查。

3. 集中回示教室报告病历摘要。

4. 请学生提出必要的辅助检查，并说明检查的目的。由老师提供相应结果。

5. 学生归纳患者的临床特点；做出完整的诊断，并说明诊断依据；注意其并发症。

6. 开出患者的住病医嘱。

7. 由老师结合患者具体实际以提问的方式小结。

【见习病例】

（一）肺炎

1. 病史询问要点

（1）发病年龄。

（2）起病日期，起病急缓，可能的诱因。

（3）畏寒、寒战、发热（热度及热型）。

（4）咳嗽、咳痰（量、性状、有无臭味）。

（5）呼吸困难形式、程度。

（6）有无休克症状和精神神志症状：如意识模糊、烦躁不安、嗜睡、谵妄、四肢冰冷、多汗。

（7）有无消化系统症状：恶心、呕吐、腹痛、腹泻。

（8）尿量及饮食变化情况。

（9）起病后的诊治经过及病情发展演变情况。

（10）既往健康状况、有无类似病史，有无慢性呼吸系统疾病（慢性支气管炎、支气管扩张、支气管哮喘、肺结核）、心血管疾病及代谢性疾病（如糖尿病）等病史。

2. 体检要点

（1）体温、脉搏、呼吸、血压、面容、体位。

（2）精神神志状态。

（3）有无呼吸困难和发绀。

（4）颈部：气管位置，颈浅淋巴结，颈静脉血管，有无颈部抵抗感。

（5）胸部：胸廓形态、扩张度，有无语颤异常、叩诊音异常（浊音、实音、鼓音）、病理性呼吸音、啰音和胸膜摩擦音，有无胸语音变化，注意异常体征和位置、范围。

（6）心脏：大小、心尖搏动强度、心率、节律、杂音、奔马律、心包摩擦音。

（7）腹部：有无压痛，肝大、脾大情况。

（8）有无病理性神经定位体征。

3. 见习步骤和讨论

（1）学生分组采集患者病史、体格检查。

（2）请学生报告病历摘要，并提出必要的辅助检查项目，说明每项检查的目的，由带教老师提供相应检查项目的结果（血常规，痰涂片，血、痰培养，X 线胸片报告等）。

（3）学生概括本病病因的临床特点。

（4）由老师结合患者实际情况以提问的方式诱导学生讨论。

1）本病例的临床诊断、诊断要点及不支持点。

2）本病的鉴别诊断。首先应与其他原因所致肺炎相鉴别：葡萄球菌肺炎、克雷白杆菌肺炎、支原体肺炎；其次应与其他有关疾病相鉴别：肺癌、肺脓肿；伴有胸痛时应与渗出性胸膜炎、肺栓塞等相鉴别。

3）治疗讨论：重点为肺炎按解剖、病因、患病环境分类；严重程度的评估，合格痰标本的采集，抗生素治疗［肺炎球菌肺炎首选青霉素；葡萄球菌肺炎首选头孢菌素或半合成青霉素；对于耐甲氧西林金黄色葡萄球菌（MRSA），应选用万古霉素、替考拉宁和利奈唑胺等］，支持与对症治疗；并发症处理（胸腔积液、脓胸）。

（二）支气管扩张

1. 病史询问要点　起病时间，起病急缓，可能的原因；主要症状及伴随症状：畏寒、寒战、发热、热型、呼吸困难的情况，咳嗽、咳痰（痰量、颜色、臭味）、咯血（量、色），胸痛及体重减轻；病情的演变、诊断情况及治疗反应；既往有无长期卧床、昏迷、酗酒、上呼吸道炎症、皮肤外伤感染、疖痈或骨髓病史；既往有无婴幼儿麻疹、百日咳、支气管肺炎迁延不愈及肺结核等慢性肺部感染病史。

2. 体检要点　体温、脉搏、呼吸、血压；营养状态、面容、体位，有无呼吸困难和发绀；皮肤有无皮疹、出血点、疖痈等；心肺检查重点在肺部体征（按视、触、叩、听手法进行）；肝、脾有无肿大；有无杵状指（趾）等。

3. 见习步骤和讨论

（1）由一位学生为主询问患者病史、体格检查，其他学生协助。带教老师及时纠正错误的方面。

（2）请学生报告病历摘要，并提出必要的实验室辅助检查项目，说明每项检查的目的。由带教老师提供相应的检查项目的结果（血常规，痰涂片，血、痰培养，X线胸片报告，纤维支气管镜检查，胸部高分辨CT等）。

（3）诊断治疗讨论：学生概括本病病因的临床特点，提出本病例的临床诊断，说明其诊断依据、鉴别诊断及鉴别要点。

（4）制订治疗计划，开住院医嘱。

1）抗生素的使用：当出现痰量及脓性成分增加等急性感染征象时应用抗生素。常见铜绿假单胞菌的定植及感染。

2）保持呼吸道通畅：改善气流受限，清除气道分泌物。

3）咯血的处理。

4）手术治疗的指征。

（贺　岚）

见习三　肺癌、胸膜疾病

【见习目的】

（一）掌握

1. 肺癌的临床表现、诊断、鉴别诊断、解剖学及病理学分类、分期及治疗原则。

2. 胸腔积液的病因和发病机制、症状、体征，不同病因引起的胸腔积液的实验室检查改变的特点，渗出液与漏出液的鉴别，重点掌握结核性胸腔积液的诊断和治疗。

（二）熟悉

1. 肺癌的病因及发病机制。

2. 胸腔积液循环机制，X线表现；气胸的分型、诊断及鉴别诊断、治疗原则。

（三）了解

1. 肺癌的预后。

2. 类肺炎性与恶性胸腔积液的治疗；气胸的并发症。

【见习内容】

1. 原发性支气管肺癌（肺癌）。

2. 胸腔积液。

【见习准备】

1. 准备具有典型临床表现及辅助检查的肺癌患者3～4位及其病历。

2. 准备具有典型临床表现及辅助检查的胸膜疾病患者2～3位或病历2～3份。

【见习步骤及安排】

1. 先集中学生讲解实习任务、目的、内容及要求。

2. 学生按病例数分组，去病房询问病史、体格检查。

3. 集中回示教室报告病历摘要。

4. 请学生提出必要的辅助检查，并说明检查的目的。由老师提供相应结果。

5. 学生归纳患者的临床特点；做出完整的诊断，并说明诊断依据；注意其并发症。

6. 开出患者的住病医嘱。

7. 由老师结合患者具体实际以提问的方式小结。

【见习病例】

（一）原发性支气管肺癌（肺癌）

1. 病史询问要点

（1）发病年龄、起病情况、病程。

（2）咳嗽、咳痰、咯血情况，痰色、量，是否有刺激性咳嗽，对治疗的反应，是否持续痰中带血。

（3）有无进行性气促或喘鸣。

（4）有无胸痛：部位、性质、程度，有无放射痛及与呼吸和咳嗽的关系。

（5）有无发热，有无头痛、头晕或眩晕、复视。

（6）有无声嘶、骨关节疼痛、吞咽困难。

（7）代谢、内分泌紊乱；神经、肌肉综合征的临床表现。

（8）栓塞性静脉炎、消瘦等。

（9）有无其他系统（消化、泌尿生殖系、乳腺等）肿瘤病史及诊疗经过。

（10）有无吸烟史（烟龄、吸烟量或被动吸烟史），职业史，化学性、放射性及其他致癌物质长期接触史。

2. 体检要点　注意声嘶，面部水肿，Horner 综合征，上腔静脉阻塞综合征，呼吸困难，发绀，浅表淋巴结肿大，尤其锁骨上淋巴结肿大，颈静脉充盈，气管位置；胸部有无异常呼吸音及干湿啰音，胸腔积液或肺不张体征，肝有无肿大、触痛，腹部有无肿块及其性质，有无杵状指（趾），有无共济失调或肌无力；女性患者应注意乳腺和妇科肿瘤。

3. 见习步骤和讨论

（1）学生分组采集患者病史、体格检查。

（2）请学生报告病历摘要。

（3）学生提出必要的辅助检查项目，说明每项检查的目的。由带教老师提供相应检查项目的结果（三大常规，血肿瘤标志物检测，X 线正侧位胸片，CT 片或 MRI 片，气管镜、痰细胞病理等）；尤其要分析 X 线正侧位胸片、CT 片或 MRI 片的表现，肿块的部位（叶、段），有无阻塞性肺不张、阻塞性肺炎或局限性肺气肿。

（4）分析患者的临床特点

1）临床早期发现肺癌的方法：病史询问，包括吸烟史、慢性呼吸道疾病史、家族性肺癌史、职业史及可疑肺癌症状；每年体检；发展早期诊断方法；临床有可疑肺癌表现者，应常规做 X 线胸片、胸部 CT 及痰脱落细胞学检查，必要时纤维支气管镜检查或肺组织活检检查，不能确诊也不能排除者，追踪随访或开胸探查。

2）诊断：包括解剖学部位和组织病理学分类，TNM 分期。

①肺部肿块：肿块位于肺周边（周围型肺癌），应与结核瘤、炎性假瘤鉴别；肿块位于肺门附近（中央型肺癌），应与支气管淋巴结核及纵隔淋巴瘤鉴别。

②肺部空洞（癌性空洞）：应与肺脓肿、空洞性肺结核鉴别。

③肺部大片阴影（阻塞性肺炎）：应与大叶性肺炎及干酪性肺炎鉴别。

④肺部弥漫性病变（细支气管 - 肺泡癌）：应与粟粒型肺结核及间质性肺疾病鉴别。

3）根据主要症状及影像学表现进行鉴别诊断。

4. 肺癌的治疗 强调综合性治疗的重要性，强调肺癌的组织学类型决定治疗方案。

（二）胸腔积液

1. 病史询问要点

（1）起病急缓、病程长短。

（2）有无全身感染中毒症状。

（3）有无结核中毒症状（包括午后低热、盗汗、纳差、乏力、消瘦，女性患者应询问月经改变情况）。

（4）有无呼吸系统感染症状，胸闷、胸痛（部位、性质、程度、范围）、咯血及呼吸困难。

（5）病后一般情况、诊疗经过、疗效。

（6）既往有无慢性呼吸道感染病史、结核病史及其接触史，有无长期吸烟史。

2. 体检要点

（1）营养，面容，体位，呼吸困难和发绀，皮肤疖肿。

（2）颈部：颈浅表淋巴结，气管位置，颈静脉充盈。

（3）胸部：胸廓形态、扩张度，有无语颤异常，叩诊音异常（浊音、实音）、病理性呼吸音，干湿啰音和胸膜磨擦音，有无听诊语音共振变化，注意异常体征的位置和范围。

（4）心脏大小，心音强度，心率，节律，心包积液征。

（5）腹部：肝脾大，触痛，腹内肿块和腹水征。

（6）双下肢水肿。

3. 见习步骤和讨论

（1）学生分组采集患者病史、体格检查：重点是胸部视、触、叩、听检查，由学生相互提醒补充。老师进行询问病史的启发，并纠正检查中的不正确手法。

（2）请学生进行讨论，提出自己的诊断、诊断依据和鉴别诊断。教师提供辅助检查结果，特别是胸腔积液的化验结果。

（3）治疗原则与方法：抗结核药物、糖皮质激素的正确使用，胸腔积液的处理，强调治疗中的注意点，如药物的选择、方案、疗程和胸腔穿刺抽液的注意事项。

（4）请学生开出住院医嘱。

（5）讲评与小结。

（贺 岚）

见习四 肺心病、呼吸衰竭

【见习目的】

（一）掌握

1. 肺心病的肺动脉高压形成机制、临床表现、X线及心电图特征、诊断要点和鉴别诊断及治疗原则，正性肌力药使用指征及并发症。

2. 呼吸衰竭分类及诊断标准；急慢性呼吸衰竭的临床表现和治疗原则。

（二）熟悉

1. 肺心病的病因、超声心动图及血气分析改变。
2. 呼吸衰竭的发病机制和病理生理改变。

（三）了解

1. 肺动脉高压的诊断标准。
2. 机械通气的原理、指征及并发症。

【见习内容】

1. 慢性肺源性心脏病。
2. 呼吸衰竭。

【见习准备】

1. 准备具有典型临床表现及辅助检查的肺心病患者 3～4 位及其病历。
2. 准备具有典型临床表现及辅助检查的呼吸衰竭患者 2～3 位。

【见习步骤及安排】

1. 先集中学生讲解实习任务、目的、内容及要求。
2. 学生按病例数分组，去病房询问病史、体格检查。
3. 集中回示教室报告病历摘要。
4. 请学生提出必要的辅助检查，并说明检查的目的。由老师提供相应结果。
5. 学生归纳患者的临床特点；做出完整的诊断，并说明诊断依据；注意其并发症。
6. 开出患者的住病医嘱。
7. 由老师结合患者具体实际以提问的方式小结。

【见习病例】

（一）慢性肺源性心脏病

1. 病史询问要点

（1）发病年龄。
（2）本病与慢性肺部疾病的关系及其演进过程。
（3）病程的长短。
（4）每次急性加重发作的诱因。
（5）临床表现特点，慢性阻塞性肺疾病的表现，心悸、气促、双下肢水肿。
（6）诊疗情况，包括药物治疗效果。
（7）目前有无心肺功能不全的表现。
（8）既往有无其他心脏疾病史（如高血压性心脏病、冠心病、风湿性心脏病等）。
（9）职业史及吸烟嗜好（量、烟龄）。

2. 体检要点

（1）体温、脉搏、呼吸、血压、体位。
（2）缺氧程度；球结膜有无充血、水肿；皮肤有无潮红、多汗。
（3）精神神志状态。
（4）颈静脉怒张，胸部：视、触、叩、听。
（5）心脏：视、触、叩、听；特别注意肺动脉高压及左右心功能不全表现。
（6）腹部：肝大情况，肝颈静脉回流征是否阳性，有无腹水征。
（7）双下肢是否水肿。

3. 见习步骤和讨论

（1）学生分组询问患者病史，体格检查。

（2）集中回示教室，请学生报告病历摘要并概括其临床特点。

（3）请学生提出必要的辅助检查项目，并说明检查目的。

（4）以诱导的方式请学生做出完整的诊断，并说明诊断依据；注意其并发症。

（5）由老师结合患者实际情况以提问的方式小结。

1）本病的临床特点，诊断标准（包括临床分期）。

2）本病的并发症：肺性脑病、酸碱失衡及电解质紊乱、心律失常、休克、消化道出血、弥散性血管内凝血（DIC）、深静脉血栓形成。

3）鉴别诊断：冠心病、风心病、原发性心肌病。

4）治疗原则：

①失代偿期急性加重期：积极控制感染，控制呼吸衰竭，控制心力衰竭，特别强调正性肌力药的指征，防治并发症。

②代偿期：采取综合措施，增强患者的免疫功能，预防各种诱发因素，减少或避免急性加重的发生，加强康复锻炼和营养，必要时长期家庭氧疗或呼吸机治疗，改善生活质量。

（二）呼吸衰竭

1. 病史询问要点

（1）发病年龄。

（2）本病与基础疾病的关系及其演进过程。

（3）病程的长短。

（4）每次急性加重的诱因。

（5）临床表现特点：呼吸困难，发绀，精神、神经症状，心血管系统、消化系统、泌尿系统等改变。

（6）诊疗情况，包括吸氧、有无使用呼吸机及药物治疗效果。

（7）目前有无心肺功能不全的表现。

（8）既往病史。

（9）职业史及吸烟嗜好（量、烟龄）。

2. 体检要点

（1）体温、脉搏、呼吸、血压、体位。

（2）缺氧程度，注意口唇、指端发绀。

（3）精神神志状态；如何评价意识状态。

（4）肺部：视、触、叩、听。

（5）心脏：视、触、叩、听。

（6）腹部：肝大情况，肝颈静脉回流征是否阳性，有无腹水征。

（7）双下肢是否水肿。

3. 见习步骤和讨论

（1）先由一位学生询问病史，其他学生进行补充，另一位学生做体格检查。由老师核对、补充或纠正问诊及体格检查结果。集中回示教室，学生报告病史及体格检查结果。老师公布有关患者资料（血气分析、电解质、X线片、ECG等）。

（2）讨论诊断及鉴别诊断

1）Ⅰ型和Ⅱ型呼吸衰竭的临床特点。

2）血气分析项目（主要有氧分压、二氧化碳分压、实际碳酸氢盐、pH 和剩余碱）的意义和正常值。

3）鉴别诊断：呼吸衰竭的几种典型酸碱平衡失调和电解质紊乱的鉴别诊断。

（3）治疗讨论

1）保持呼吸道通畅：必要时建立人工气道，经鼻气管插管或气管切开。

2）氧疗：Ⅰ型和Ⅱ型呼吸衰竭氧疗原则及方法。

3）增加通气量、改善 CO_2 潴留：合理应用呼吸兴奋剂，合理应用机械通气。

4）纠正酸碱失衡失调和电解质紊乱。

5）抗感染治疗：正确使用抗生素。

6）病因治疗。

7）防治消化道出血及休克等并发症。

8）营养支持疗法。

（4）小结。

（贺　岚）

见习五　心力衰竭

【见习目的】

（一）掌握

1. 掌握心力衰竭的临床表现，体征。

2. 掌握心力衰竭的分类。

（二）熟悉

1. 熟悉心力衰竭的病因、诱因。

2. 熟悉心力衰竭的实验室检查。

3. 熟悉心力衰竭的诊断和治疗原则。

（三）了解

了解心血管疾病的检查方法。

【见习内容】

心力衰竭

【见习准备】

各类心力衰竭病例：左心衰竭、右心衰竭、全心衰竭病例各 1 ~ 2 位。

【见习步骤及安排】

1. 分组　实习学生 3 ~ 4 人一组。

2. 先集中学生，由带教老师讲解此次实习内容、目的、要求。

3. 实习学生按组看患者，询问病史、行疾病相关体格检查。

4. 再次集中学生，每组选择一位学生汇报主诉、现病史（现病史 7 条）、查体情况（诊断相关、鉴别诊断相关），总结病例特点。小组其他成员做补充。最后由带教老师给予评价、总结不足并讲解。根据每组所看患者的临床情况及其辅助检查资料提出诊断依据、鉴别诊断、初步诊断、诊疗医嘱。

5. 教师与学生以讨论的方式对所实习疾病进行总结。

6. 通过实习让学生达到实习要求。

7. 带教老师就诊断、处理原则、交待病情时的注意事项进行总结。

【见习病例】

（一）左心衰竭

1. 病史询问要点　遵循现病史询问 7 条原则，主要询问：

（1）肺循环系统淤血为主的症状：呼吸困难，端坐呼吸，夜间阵发性呼吸困难，肺水肿。

（2）心排血量降低为主的症状：乏力、头晕等。

2. 体检要点（心肺为主）

（1）与基础心脏病相关的阳性体征及与鉴别诊断相关的阴性体征。

（2）重点行心脏基础疾病查体、肺循环淤血体征的查体。

3. 辅助检查胸片、心脏彩超、心电图，并分析结果。

4. 见习步骤及讨论

（1）见习步骤：分组询问 1 ~ 2 位左心衰竭患者及 1 ~ 2 位鉴别诊断患者相关病史，进行疾病相关阴性、阳性体征查体。带教老师提供辅助检查（X 线心影、心脏彩超、脑钠肽等）。

（2）讨论

1）诊断依据：病史，查体，辅助检查。

2）鉴别诊断：左心衰竭与肺部疾病引发呼吸困难鉴别。

3）治疗讨论（长期、临时医嘱）。

4）小结。

5）思考题。

（二）右心衰竭

1. 病史询问要点　遵循现病史询问 7 条原则，主要围绕体循环淤血表现询问病史（腹胀、纳差、少尿等）。

2. 体检要点

（1）与基础心脏病相关的阳性体征及与鉴别诊断相关的阴性体征。

（2）重点行心脏基础疾病查体、体循环淤血体征（颈静脉充盈、肝颈静脉回流征阳性、发绀、胸腔积液、腹水、肝大、水肿等）。

3. 各种辅助检查结果分析：胸片、心脏彩超、心电图的结果分析 。

4. 见习步骤及讨论

（1）见习步骤：分组询问 1 ~ 2 位右心衰竭患者及 1 ~ 2 位鉴别诊断相关患者病史，进行疾病相关阴性、阳性体征查体，带教老师提供辅助检查（X 线心影、心脏彩超、心电图等）。

（2）讨论

1）诊断依据：病史，查体，辅助检查。

2）鉴别诊断：右心衰竭应与渗出性心包炎（急性、慢性）、肝硬化及肾炎引起水肿鉴别。

3）治疗讨论（长期、临时医嘱）。

4）小结。

5）思考题。

（伊雅芳）

见习六　心律失常

【见习目的】

（一）掌握

1. 常见心律失常心电图表现及临床表现。

2. 掌握常用抗心律失常药物作用、使用方法及副作用。

（二）熟悉

心律失常的处理原则。

（三）了解

心律失常的发病机制。

【见习内容】

心律失常

【见习准备】

1. 各类常见心律失常患者或病历（心电图）各 1 ~ 2 位（份）。

2. 实习学生 3 ~ 4 人一组。

【见习步骤及安排】

1. 分组：实习学生每 3 ~ 4 人分为一组。

2. 先集中学生，由带教老师讲解此次实习内容、目的、要求。

3. 实习学生按组看患者，询问病史、行疾病相关体格检查。

4. 再次集中学生，每组选择一位学生汇报主诉、现病史（现病史 7 条）、查体情况，总结病例特点，小组其他成员做补充。最后由带教老师给予评价、总结不足并讲解。根据所看患者的临床情况及其辅助检查资料提出诊断要点、鉴别诊断、治疗方案。

5. 教师与学生以讨论的方式对所实习疾病进行总结。

6. 通过实习让学生达到实习要求。

【见习病例】

1. 病史询问要点　各种心律失常的起病方式、诱因、临床表现及缓解方式。尤其注意较严重心律失常如室上性心动过速、室性心动过速、心房颤动、病态窦房结综合征、房室传导阻滞患者是否合并心绞痛、呼吸困难、心功能不全、血流动力学改变等表现及体征。

危急心律失常如急性心肌梗死出现的室性心动过速、心室颤动、心房颤动伴预激综合征、三度房室传导阻滞是否出现脑供血不足、晕厥、黑矇、抽搐等阿斯综合征表现、休克体征等；特殊用药史等。

2. 体检要点　注意患者一般状态、神志、血压、瞳孔、颈静脉有无怒张，心界大小。认真听诊：心率、节律、杂音、心音、附加音、心包摩擦音、肺啰音，查肝大小及下肢水肿。

3. 见习步骤及讨论

（1）分组查看患者，询问病史及体格检查。带教老师提供患者有关辅助检查结果（血尿常规、血生化、心电图、胸片、心脏彩超等）。

（2）见习小组代表发言，根据临床表现、查体、辅助检查结果做出诊断。

（3）集体讨论心律失常诊断、处理原则、治疗药物选择。

（4）带教老师就诊断、处理原则及抗心律失常药物应用、交待病情时的注意事项进行总结。

（5）思考题。

（伊雅芳）

见习七　冠心病

【见习目的】

（一）掌握

1. 掌握冠心病的分型。

2. 掌握典型心绞痛发作的临床特点、心电图变化和治疗原则。

3. 掌握急性心肌梗死的发作特点、心电图的特征性改变、酶学检查和治疗原则。

（二）熟悉

1. 熟悉冠心病的病因、诱因。

2. 冠心病的实验室检查。

（三）了解

了解冠心病的治疗及预后。

【见习内容】

1. 心绞痛。

2. 心肌梗死。

【见习准备】

1. 不同类型心绞痛和（或）急性心肌梗死患者 1～2 位。

2. 心绞痛、心肌梗死病例的心电图。

3. 冠状动脉 CT 及冠状动脉造影的影像资料。

【见习步骤及安排】

1. 分组：实习学生 3～4 人一组。

2. 先集中学生，由带教老师讲解此次实习内容、目的、要求。

3. 实习学生按组看患者，询问病史、行疾病相关体格检查。

4. 再次集中学生，每组选择一位学生汇报主诉、现病史、查体情况，并总结病例特点，小组其他成员做补充。最后由带教老师给予评价、总结不足并讲解。根据所看患者的临床情况及其辅助检查资料提出诊断依据、鉴别诊断、初步诊断、治疗方案（长期、临时医嘱）。

5. 教师与学生以讨论的方式对所实习疾病进行总结。

6. 通过实习让学生达到实习要求。

【见习病例】

（一）心绞痛

1. 病史询问要点　遵循现病史 7 条原则询问，主要询问典型心绞痛特点：疼痛部位、性质、持续时间、诱因、缓解方式。

2. 体检要点　重点行心脏查体，注意心尖部第一心音是否减弱。

3. 辅助检查　心电图、冠状动脉 CT 结果、心脏彩超、血脂、血糖、心脏负荷试验。

4. 见习步骤及讨论

（1）见习步骤：分组询问 1～2 位心绞痛患者及 1～2 位鉴别诊断患者相关病史，进行疾病相关阴性、阳性体征查体。带教老师提供辅助检查（心电图、血常规、心脏彩超、影像学检查等）。

（2）讨论：

1）诊断依据：冠心病易患因素，典型的发作特点（疼痛部位 + 疼痛性质 + 疼痛持续时间 + 诱发缓解方式 + 硝酸甘油的疗效），查体，辅助检查（发作时心电图）。

2）鉴别诊断：心绞痛与心肌梗死的鉴别，及引发胸痛的其他疾病鉴别（心脏神经官能症、肋间神经痛、消化道疾病、颈椎病、带状疱疹、胸壁胸膜疾病）。

3）治疗讨论（长期、临时医嘱、治疗方法）。

4）小结及明确向心绞痛患者交待病情注意事项。

5）思考题。

（二）心肌梗死

1. 病史询问要点

（1）遵循现病史询问 7 条原则，主要围绕胸痛特点：疼痛部位、性质、持续时间、放射痛、缓解方式、伴随症状。

（2）心绞痛与心肌梗死询问病史注意点（疼痛时间、疼痛性质、硝酸甘油疗效、濒死感等）。

2. 体检要点　心率增快，第一心音减弱，如合并乳头肌断裂可闻及心尖部收缩期杂音，心包摩擦音，肺部啰音（范围），血压降低，严重时休克体征。

3. 辅助检查　心肌梗死典型心电图演变，心肌酶肌钙蛋白，WBC 增高，红细胞沉降率增快。

4. 见习步骤及讨论

（1）见习步骤：分组询问 1～2 位心肌梗死患者病史，进行疾病相关阴性、阳性体征查体。带教老师提供辅助检查（病情演变各阶段心电图，酶学检查）。

（2）讨论：

1）学生总结与诊断相关的主要症状、体征、辅助检查。

2）鉴别诊断：心肌梗死与心绞痛鉴别，及引发剧烈胸痛的疾病如主动脉夹层、肺梗死等鉴别。

3）治疗讨论（长期、临时医嘱、治疗方法）。

4）总结及明确交待心肌梗死患者病情时的沟通要点。

5）思考题。

（伊雅芳）

见习八　原发性高血压、心脏瓣膜病

【见习目的】

（一）掌握

1. 掌握原发性高血压的临床评估方法。

2. 掌握高血压治疗的靶目标。

3. 掌握心脏瓣膜病的临床表现、查体特征、实验室检查方法。

（二）熟悉

1. 高血压靶器官的临床表现。

2. 心脏瓣膜病的治疗。

3. 心脏瓣膜病的病因、发病机制及病理生理改变。

（三）了解

高血压治疗药物选择基本原则。

【见习内容】

1. 原发性高血压。

2. 心脏瓣膜病。

【见习准备】

1. 典型、不同危险级别原发性高血压病例各 1 例，患者的检查资料（心电图、心脏超声、血脂、血糖、眼底检查、头颅 CT 等）。

2. 典型心脏瓣膜病患者 2 ~ 3 例。

3. 血压计 3 ~ 4 台。

【见习步骤及安排】

1. 分组：实习学生 3 ~ 4 人一组。

2. 先集中学生，由带教老师讲解此次实习内容、目的、要求。

3. 实习学生按组看患者，询问病史、行疾病相关体格检查。

4. 再次集中学生，每组选择一位学生汇报主诉、现病史、查体情况，总结病例特点，小组其他成员做补充，最后由带教老师给予评价、总结不足并讲解。根据所看患者的临床情况及其辅助检查资料提出诊断依据、鉴别诊断、初步诊断、治疗方案（长期、临时医嘱）。

5. 教师与学生以讨论的方式对所实习疾病进行总结。

6. 通过实习让学生达到实习要求。

【见习病例】

（一）原发性高血压

1. 病史询问要点　询问高血压患者何时发病，血压所达最高值，平时口服降压药物类型、剂量，血压控制程度，询问靶器官受损的临床表现，与鉴别诊断相关的症状，危险因素。

2. 查体要点

（1）正确测量血压，教师指导学生正确测量血压的方法。

（2）靶器官受损的体格检查及与鉴别诊断相关的体格检查。

3. 由带教老师提供辅助检查结果。

4. 见习步骤及讨论

（1）步骤

1）各组同学询问病史后进行与诊断和鉴别诊断相关的总结。

2）同学进行查体：疾病相关查体（阴性，阳性），演示正确测量血压的方法及注意事项。靶器官受损的体格检查及与鉴别诊断相关的体格检查。

3）总结靶器官受损与危险分级评估相关的辅助检查结果。

（2）讨论

1）鉴别诊断：继发性高血压。

2）原发性诊断格式：分级，分期。

3）高血压治疗。

4）向高血压患者交待病情时的注意事项。

5）思考题。

（二）心脏瓣膜病

1. 病史询问要点　起病时间，主要症状特点（呼吸困难、咳嗽、咯血、声嘶、胸痛、晕厥、乏力、心悸、腹胀、水肿）、诊疗经过（地高辛用量、抗凝药物、利尿剂）及既往有无咽痛、关节痛病史及一般情况、尿量等。

2. 体检要点

（1）疾病相关心脏查体（各类杂音为重点：部位、时间、强度、传导、与体位及呼吸的关系）。

（2）同时观察、检查：患者一般状态、二尖瓣面容、血压、神志、瞳孔、颈静脉有无怒张、心尖搏动、心前区异常搏动、震颤、心界大小、肝大小及水肿。认真听诊：心率、节律、附加音、心包摩擦音、肺啰音。

3. 见习步骤及讨论

（1）分组查看患者，询问病史及体格检查。带教老师提供患者有关辅助检查结果（血尿常规、血生化、心电图、胸片、心脏彩超等）。

（2）见习小组代表发言，根据临床表现、查体、辅助检查结果做出诊断。

（3）集体讨论诊断、处理原则（长期、临时医嘱）。

（4）带教老师就诊断、处理原则、交待病情时的注意事项进行总结。

（5）思考题。

（李　婧）

见习九　消化性溃疡、炎症性肠病

【见习目的】

（一）掌握

1. 消化性溃疡的临床表现、并发症、诊断和鉴别诊断。

2. 消化性溃疡的治疗原则和治疗方法。

3. 炎症性肠病的临床表现。

（二）熟悉

1. 消化性溃疡的病因和发病机制。

2. 炎症性肠病综合治疗原则。

（三）了解

炎症性肠病的病因和发病机制。

【见习内容】

1. 消化性溃疡。

2. 炎症性肠病。

【见习准备】

1. 胃溃疡、十二指肠球部溃疡并发出血或梗阻的患者及病历 2 份，溃疡病 X 线钡餐片、胃镜检查报告及病理活检报告、超声内镜检查，准备一份溃疡型胃癌的 X 线钡餐、胃镜检查及病理活检报告、超声内镜报告及 CT 片。

2. 炎症性肠病病历 2 份，溃疡性结肠炎和克罗恩病各 1 份病历，肠镜检查报告及病理结果 CT 和 X 线钡餐照片等。

【见习步骤及安排】

1. 在示教室集中学生，说明本次见习目的、见习内容、见习过程的步骤。

2. 带教老师带领学生查看 1～2 例典型患者，示范询问病史、查体方法。

3. 根据实习学生人数分组，每组查看指定患者，包括询问病史和查体。

4. 每组选择一位学生汇报本组病例，总结病例特点。小组其他成员补充。最后由带教教师给予评价，指出错误并讲解。

5. 教师组织学生分析病例、讨论、总结。

【见习病例】

（一）消化性溃疡

1. 病史询问要点　起病急缓，起病症状，病程，有无规律性、节律性如何、每次发病时间、有无消化不良症状（腹痛、腹胀、反酸、嗳气、恶心、呕吐等），有无呕血、黑便，贫血和消耗症状，诊断与治疗经过，是否做过胃镜检查？既往病史怎样？

2. 查体要点　生命体征是否平稳？是否存在贫血体征？有无腹部阳性体征？

3. 见习步骤及讨论

（1）同学询问病史，体格检查。老师提供实验室结果［血常规、大便潜血、肿瘤标志物、癌胚抗原（CEA）、甲胎蛋白（AFP）、红细胞沉降率等，心电图、胸片、胃镜、X 线钡餐等］。

（2）同学报告病历摘要，提出临床特点。

（3）诊断、鉴别诊断：全面有序，做出最后诊断。

（4）病历分析方法。

1）排除法罗列各种可能性，选择必要的检查，逐一加以排除。

2）推理法：抓住归纳出来的综合征中某一突出的症状或体征，结合所掌握的理论知识，按病程发展中的一些特点，拨开枝叶，顺藤摸瓜，向前推演，最后得出最为合理的诊断结论。

3）讨论：

①是否为胃十二指肠疾患？根据慢性上腹疼痛等病史特点及查体和辅助检查，除外心、肺、食管、肝、胆胰腺疾病，缩小诊断范围，将疾病定位于胃十二指肠。

②是否为消化性溃疡？根据慢性、周期性、节律性上腹疼痛等病史特点，进一步缩小胃

十二指肠病变，将疾病指向消化性溃疡，并进行胃镜及活检、幽门螺杆菌（Hp）检查、X线钡餐、超声内镜（EUS）、CT等检查进一步明确诊断。

③是否有并发症？根据呕血、黑便、腹痛节律的变化、消瘦、腹痛加剧、呕吐隔夜宿食等表现，结合贫血、左侧锁骨上淋巴结肿大、腹部肿块、腹肌紧张、板样腹、上腹压痛、反跳痛、肝浊音界消失及移动性浊音、振水音等体征，判断是否存在出血、癌变、穿孔及幽门梗阻等并发症。

（5）治疗

1）一般治疗：规律饮食，戒烟、酒，避免服用非甾体类抗炎药（NSAID）。

2）药物治疗：制酸、杀菌、保护胃黏膜。

（二）炎症性肠病

1. 病史询问要点　起病急缓，起病症状及特点（如腹痛的性质，大便性状的改变即鲜血便还是黏液脓血便、黑便，大便次数的改变等），病程，每次发病时间、有无消化不良症状（腹痛、腹胀、泛酸、嗳气、恶心呕吐等），贫血和消耗症状，诊断与治疗经过，是否做过胃镜及肠镜检查？有无眼病及关节病、皮肤病变等，既往病史怎样？

2. 查体要点　生命体征是否平稳？是否存在贫血体征？腹部阳性体征？

3. 见习步骤及讨论

（1）同学询问病史，体格检查。老师提供实验室结果（血常规、大便潜血、肿瘤标志物、CEA、AFP、红细胞沉降率等，心电图、胸片、胃镜、肠镜、X线钡餐等）。

（2）同学报告病历摘要，指出临床特点。

（3）诊断、鉴别诊断：全面有序，做出最后诊断。

（4）病历分析方法

1）排除法：罗列各种可能性，选择必要的检查，逐一加以排除。

2）推理法：抓住归纳出来的综合征中某一突出的症状或体征，结合所掌握的理论知识，按病程发展中的一些特点，拨开枝叶，顺藤摸瓜，向前推演，最后得出最为合理的诊断结论。

3）讨论：

①溃疡性结肠炎和克罗恩病的鉴别。

②根据腹痛的部位、性质及大便性状及次数的改变，是否伴有全身反应和肠外表现，结合肠镜下表现及病理报告结果，在排除各种可能的感染性肠炎及缺血性肠炎、放射性肠炎等基础上诊断是溃疡性结肠炎还是克罗恩病。有时遇到诊断困难时可根据疑似诊断试验性治疗3个月，并进行随访，再根据复查结果做出最后诊断。

③一个完整的诊断应包括：临床病程、病情程度、病变范围和疾病分期。

（5）治疗

1）一般治疗：规律饮食，戒烟、酒，避免服用NSAID药物等可疑因素。

2）控制炎症反应。

3）对症治疗及患者教育。

（陈　平）

见习十　肝硬化、肝性脑病

【见习目的】

（一）掌握

1. 肝硬化的临床表现特点，诊断及其鉴别诊断。

2. 肝硬化的治疗原则。

3. 肝性脑病的临床表现及分期。

4. 肝性脑病发病的诱因及相应的治疗原则。

（二）熟悉

1. 肝硬化的发病机制、并发症及其治疗。

2. 目前肝性脑病发病机制假说。

（三）了解

1. 肝硬化的病理、实验室及影像学检查。

2. 肝性脑病的病理。

【见习内容】

1. 肝硬化。

2. 肝性脑病。

【见习准备】

1. 肝硬化患者 2 ~ 3 位（具不同典型体征或并发症）及其病历。

2. 食管胃底静脉曲张的胃镜图片及肝性脑病患者 2 位（不同分期患者），病历各 1 份。

【实习步骤及安排】

1. 在试教室集中学生，说明本次实习目的、实习内容、见习过程的步骤。

2. 带教教师带领学生查看 1 ~ 2 位患者，示范询问病史、查体方法。

3. 学生分成 5 小组，每组查看指定患者，包括问病史和查体。

4. 每组选择一位学生汇报本组病历，总结病历特点。小组其他成员做补充。最后由带教教师给予评价，指出错误并讲解。

5. 教师组织学生分析病例。

【见习病例】

（一）肝硬化

1. 病史询问要点　起病急缓，病程，病因；主要症状（乏力、纳差、腹胀不适、巩膜黄染、尿黄、呕血、黑便）；肝炎病史、饮酒、药物使用、毒物接触史、输血及生物制品史；家族中有无肝炎、肝硬化、肝肿瘤等病史，有无家族性遗传疾病史（如铁、铜代谢异常）。

2. 查体要点　神志、面容、皮肤出血点、瘀斑、蜘蛛痣、胸腹壁静脉曲张、肝掌、浅表淋巴结肿大、肝脾触诊、移动浊音、腹膜刺激征。

3. 见习步骤和讨论

（1）学生询问病史、体格检查。老师提供实验室检查结果［血常规、肝功能、生化、肝炎标志物检测、肝纤维四项及甲胎蛋白（AFP）等］和有关影像学检查照片。

（2）学生报告病例摘要，指出临床特点。

（3）诊断与鉴别诊断。

1）肝硬化诊断是否成立？其诊断的依据？

2）肝大、腹水或腹胀、上消化道出血、肝性脑病等出现时与相关疾病的鉴别诊断。

3）该患者肝硬化的病因？（病毒、酒精、血吸虫感染、代谢性疾病、服药史或自身免疫性？）

4）本次发病有无诱因？（感染、过劳、服药等？）

5）肝硬化代偿期或失代偿期？（有无门脉高压表现、肝功能 Child-Pugh 几级）

6）目前肝炎有无活动？（肝功能酶谱变化、病毒 DNA 检测）

7）有无并发症？（上消化道出血、腹水、腹膜炎、肝性脑病、脾大及脾功能亢进、肝肾综合征等）

8）肝储备如何？（凝血酶原时间、血脂）

9）有无发展为肝癌的征象，如 AFP 增高、肝内有无占位性病变等。

（4）治疗

1）一般及支持治疗：休息、饮食、支持治疗。

2）药物治疗：护肝。

3）腹水的治疗：限钠、限水；利尿，放腹水及腹水回输、白蛋白输注、腹腔 - 颈静脉引流、经颈静脉肝内门体分流术（TIPS）。

4）门脉高压的治疗：手术分流、断流、脾切除术、TIPS 术。

5）并发症的治疗：内镜下的止血、抗感染、抗肝性脑病等。

6）肝移植手术治疗。

（二）肝性脑病

1. 病史询问要点　起病急缓，第几次发生脑病，有无诱因（十大诱因）；主要症状（精神行为异常、睡眠时间错位、昏睡、昏迷伴相应慢性肝病的表现）；慢性肝病病史、饮酒、药物使用、毒物接触史、输血及生物制品史；既往肝病诊断治疗经过。

2. 查体要点　神志、行为、面容、皮肤出血点、瘀斑、蜘蛛痣、胸腹壁静脉曲张、肝掌、浅表淋巴结肿大、肝脾触诊、移动浊音、腹膜刺激征。

3. 见习步骤和讨论

（1）学生询问病史、体格检查。老师提供实验室检查结果（血常规、肝功能、生化、肝炎标志物检测、肝纤维四项及 AFP 等）和有关影像学检查照片。

（2）学生报告病历摘要，指出临床特点。

（3）诊断与鉴别诊断

1）慢性肝病及广泛门体分流侧支循环是否存在？其诊断的依据？

2）在慢性肝病症状基础上的精神、行为、神志状态的改变。

3）与糖尿病、低血糖、尿毒症、脑血管意外、脑部感染和镇静剂过量、急性中毒等鉴别。

4）肝性脑病的分期？

5）本次发病有无诱因？（感染、过劳、服药等十大诱因？）

（4）治疗

1）消除诱因：针对十大诱因。

2）减少肠内毒物的生成和吸收：饮食、灌肠或导泻、抑制细菌生长。

3）促进有毒物质的代谢清除，纠正氨基酸代谢的紊乱：降氨药物、支链氨基酸、

GABA/BZ 复合受体拮抗药；人工肝。

4）肝移植。

5）其他对症治疗：纠正水、电解质和酸碱平衡失调，保护脑细胞功能，保持呼吸道通畅，防治脑水肿等。

（陈　平）

见习十一　急性胰腺炎、消化道出血

【见习目的】

（一）掌握

1. 急性胰腺炎的临床表现特点和辅助检查、诊断和鉴别诊断。

2. 急性胰腺炎的治疗原则和方法（尤其是急性重症胰腺炎的治疗）。

3. 消化道出血的临床表现特点、诊断和鉴别诊断。

4. 消化道出血的治疗原则。

（二）了解

1. 急性胰腺炎的影像学特征。

2. 消化道出血的病因。

【见习内容】

1. 急性胰腺炎。

2. 消化道出血。

【见习准备】

1. 轻症急性胰腺炎患者 1 位，重症急性胰腺炎患者 1 位，中度重症急性胰腺炎患者 1 位，其相应的住院病历、X 线、B 超、CT 和（或）MRI+MRCP 图片等。

2. 上、中、下消化道出血患者各 1 位，病历各 1 份，消化道出血的相关辅助检查资料包括内镜、影像学以及血常规、大便常规等资料。

【见习步骤及安排】

1. 在示教室集中学生，说明本次实习目的、实习内容、见习过程的步骤。

2. 带教教师带领学生查看 1～2 位典型患者，示范询问病史、查体方法。

3. 学生分成 5 小组，每组查看指定患者，包括问病史和查体。

4. 每组选择一位学生汇报本组病例，总结病例特点。小组其他成员做补充。最后由带教教师给予评价，指出错误并讲解。

5. 教师组织学生分析病例。

【见习病例】

（一）急性胰腺炎

1. 病史询问要点

（1）有无明显诱因，既往有何病史？

（2）起病特点。

（3）主要临床表现是什么？特点是什么？

2. 体格检查要点

（1）患者的病容。

（2）生命体征。

（3）是否有黄染？皮肤黏膜有无出血点？

（4）心肺体征？有无胸腔积液？

（5）腹部体征是重点，结合腹部视、触、叩、听的检查，判断有无肠梗阻的体征、腹膜刺激征、腹水征等。

3. 见习步骤和讨论

（1）学生询问病史、临床表现和体格检查。老师提供实验室检查数据（血常规、血尿淀粉酶、脂肪酶、肝功能、血糖、肾功能、离子等）和影像学资料（胸腹 X 线片、B 超、CT 或 / 和 MRI）。

（2）学生报告病历摘要，提出诊断思路和初步诊断。

（3）诊断与鉴别诊断

1）诊断急性胰腺炎的依据。

2）急性胰腺炎的鉴别诊断：胆道感染或结石、急性胃肠炎、溃疡病穿孔、急性肠梗阻、心肌梗死。

3）确定是轻型急性胰腺炎，还是重症急性胰腺炎。依据是什么？

4）假如还不能确诊，还应该做哪些检查？

（4）治疗

1）监护：卧床，监测体温、脉搏、呼吸、血压、尿量、血常规、电解质、淀粉酶、血糖等。

2）抑制或减少胰液分泌：禁食、胃肠减压、应用抑制胰腺（胰酶）分泌的药物。

3）解痉止痛：哌替啶、硝酸甘油、地西泮或异丙嗪、1% 普鲁卡因。

4）蛋白酶抑制剂：抑肽酶、加贝酯。

5）抗菌素：根据病情选择抗生素的使用。

6）抗休克，维持水、电解质、血糖、渗透压平衡，营养支持。

7）激素：中毒症状明显时可用。

8）对症治疗。

9）中医药：清胰汤。

10）外科治疗。

（二）消化道出血

1. 病史询问要点　起病，病程，呕血与黑粪，急性失血所致休克的表现，发热，氮质血症，血象变化，既往史如消化性溃疡、肝硬化、肿瘤等引起出血的疾病，诊断与治疗经过。是否有服用致黑便的药物、食物？如铋剂、动物血、NASID 病史。

2. 体格检查要点　脉搏、血压、体温、腹痛部位、特点、肠鸣音、肝区疼痛、肝大、黄疸、肝硬化及其他相关的阳性体征。

3. 见习步骤和讨论

（1）学生询问病史，体格检查。老师提供辅助检查结果（内镜，包括胃肠镜、必要时提供胶囊内镜和小肠镜检查结果，腹部 CT 等，生化检查、血常规、便常规等）。

（2）学生报告病历摘要，提出临床特点。

（3）诊断、鉴别诊断。

1）诊断是否为消化道出血？如果是消化道出血，是静脉曲张性消化道出血，还是非静脉曲张性消化道出血，出血部位在上消化道、中消化道还是下消化道？出血病因是什么？

2）鉴别诊断？与咯血的鉴别诊断。

（4）治疗：

1）一般急救治疗。

2）积极补充血容量。

3）止血措施。

4）内镜下治疗。

5）双气囊三腔管压迫止血。

6）X 线引导下的介入治疗。

7）手术治疗。

（陈　平）

见习十二　肾病综合征

【见习目的】

（一）掌握

1. 肾病综合征的定义、病理生理。

2. 肾病综合征的并发症、诊断步骤、鉴别诊断及治疗原则。

（二）熟悉

1. 继发性肾病综合征的常见病因、原发性肾病综合征的病理类型及其临床特征。

2. 原发性肾病综合征糖皮质激素的治疗原则、适应证、副作用及其防治。

（三）了解

1. 肾病综合征的一般治疗、对症治疗及并发症的防治。

2. 肾病综合征的预后。

【见习内容】

1. 肾病综合征的诊断步骤、病理改变、临床特点和并发症，激素的使用原则。

2. 继发性肾病综合征的诊断要点，如狼疮肾炎、紫癜肾炎、糖尿病肾病、骨髓瘤性肾病、乙型肝炎病毒相关性肾炎。

【见习准备】

原发性肾病综合征患者 2 ~ 3 位，继发性肾病综合征患者 2 ~ 3 位。

【见习步骤及安排】

1. 教师在示教室集中学生，说明本次实习的目的、内容、步骤及要求。

2. 带教教师带领学生查看 1 ~ 2 位典型患者，示范询问病史、查体方法。

3. 学生分组（4 ~ 5 人 / 每组），每组查看教师预选的指定患者，包括询问病史及查体。

4. 每组选择一位学生汇报本组病例，总结病例特点，小组其他成员做补充。最后由带教教师给予评价，指出错误并讲解。

5. 教师组织学生分析病例。

6. 写出实习报告。若病种来源困难，可观看影视录像资料和选以前典型病例分析讨论。

【见习病例】

1. 病史询问要点　病程长短，起病急缓、诱因，水肿，尿量、尿色、尿泡沫、尿检情况，有无或何时出现高血压、糖尿病，既往尿检、肾功能及泌尿系统超声检查情况，诊断与治疗经过，是否做过肾穿刺活检。

2. 体检要点　血压情况，水肿程度，有无心力衰竭体征，有无感染灶，有无皮疹及皮肤紫癜，有无关节疼痛或压痛。

3. 见习步骤及讨论

（1）学生询问病史、进行体格检查。老师提供实验室检查结果（如血常规、尿常规、尿蛋白定量、血生化、免疫指标、泌尿系统影像检查结果、肾穿刺活检病理结果等）。

（2）各组学生对所查患者写出主诉、现病史、阳性体征，分析实验室检查结果，提出诊断及鉴别诊断、治疗原则。每组选择一位学生汇报本组病例。

（3）教师对学生的汇报进行分析、纠正及点评。

（4）老师带领并启发学生探究患者症状及阳性体征的原因：

1）肾病性水肿的原因、特点？

2）肾小球性蛋白尿的特点？

3）如何以蛋白尿为线索，进行临床诊断及鉴别诊断？

（5）老师带领并启发学生探究肾疾病诊治的基本原则：

1）肾穿刺活检的临床适应证？

2）以实习患者为例，明确肾疾病的临床诊断应包括哪几方面内容、诊断步骤？

3）如何鉴别原发性及继发性肾病综合征？

4）糖皮质激素在肾科临床应用的指征、方法、常见副作用？

（6）教师系统总结本次见习应掌握的内容。

（7）学生提问，教师进行讲解和回答。

（8）布置下次实习的内容，请学生预习。

（孟　彦）

见习十三　慢性肾衰竭及肾替代治疗

【见习目的】

（一）掌握

1. 慢性肾衰竭的定义、慢性肾疾病（chronic kidney disease，CKD）的定义与分期。

2. 慢性肾衰竭的常见病因、慢性肾衰竭进展的危险因素。

3. 慢性肾衰竭的临床表现、诊断及鉴别诊断。

4. 慢性肾衰竭的防治原则。

（二）熟悉

1. 慢性肾衰竭的发病机制。

2. 慢性肾衰竭的早期防治措施。

3. 慢性肾衰竭的非透析治疗方法。

（三）了解

1. 透析疗法（包括血液透析、腹膜透析）。

2. 肾移植的原理、疗效和适应证。

【见习内容】

1. 慢性肾衰竭的病因、发病机制。

2. CKD 分期法，慢性肾衰竭的临床表现、诊断、鉴别诊断和治疗。

【见习准备】

慢性肾衰竭患者 4 ~ 6 位，包括非透析治疗患者及血液透析、腹膜透析患者。

【见习步骤及安排】

1. 教师在示教室集中学生，说明本次实习的目的、内容、步骤及要求。

2. 带教教师带领学生查看 1 ~ 2 位典型患者，示范询问病史、查体方法。

3. 学生分组（4 ~ 5 人 / 每组），每组查看教师预选的指定患者，包括询问病史及查体。

4. 每组选择一位学生汇报本组病例，总结病例特点，小组其他成员做补充。最后由带教教师给予评价，指出错误并讲解。

5. 教师组织学生分析病例。

6. 写出实习报告。若病种来源困难，可观看影视录像资料和选以前典型病例分析讨论。

【见习病例】

1. 病史询问要点　起病急缓、诱因，病程长短，恶心呕吐，乏力、食欲缺乏，头晕（贫血、血压），出血倾向（牙龈出血、皮肤出血点、瘀斑和鼻出血，妇女月经量多），发热或感染表现，水肿，尿量、尿检情况，有无或何时出现高血压、糖尿病，家族中有无类似疾病，既往尿检、肾功能及泌尿系统超声检查情况，诊疗经过及实验室检查结果。

2. 体检要点　贫血程度、尿毒症面容、口腔气味、神智状况、血压情况、水肿程度、黏膜出血、皮肤出血点及瘀斑。

3. 见习步骤及讨论

（1）学生询问病史、进行体格检查，老师提供实验室检查结果（如血常规、尿常规、血生化、免疫指标、泌尿系统影像检查结果）。

（2）各组学生对所查患者写出主诉、现病史、阳性体征，分析实验室检查，提出诊断及鉴别诊断、治疗原则。每组选择一位学生汇报本组病例。

（3）教师对学生的汇报进行分析、纠正及点评。

（4）老师带领并启发学生探究患者诊断及鉴别诊断：

1）是否为慢性肾衰竭？

2）慢性肾疾病的哪一期？

3）有无使慢性肾衰竭加重的因素？

4）引起慢性肾衰竭的原因？

（5）老师带领并启发学生探究慢性肾衰竭的治疗方法及手段：

1）早期防治对策有哪些？

2）营养及药物治疗有哪些？

3）以实习患者为例，分别说明肾替代治疗包括血液透析、腹膜透析和肾移植，并说明上述治疗方法的基本原理、适应证以及血液透析和腹膜透析的通路。

（6）教师系统总结本次见习应掌握的内容。

（7）学生提问。教师进行讲解和回答。

（8）布置下次实习的内容，请学生预习。

（孟　彦）

见习十四　贫血、白血病、淋巴瘤

【见习目的】

（一）掌握

1. 营养性贫血（包括缺铁性贫血、巨幼红细胞性贫血）的临床表现特点。

2. 常见各类贫血（包括营养性贫血、再生障碍性贫血、免疫性贫血）、继发于恶性血液病的贫血的实验室特点、诊断、鉴别诊断。

3. 急性白血病的临床表现、诊断、鉴别诊断和治疗。

4. 急性白血病的主要治疗原则、并发症及急症的处理。

（二）熟悉

1. 各种贫血血象特点，重症贫血的输血指征。

2. 淋巴瘤临床表现和分型。

3. 多发性骨髓瘤的临床表现、实验室检查特点及诊断。

4. 熟悉下列各种疾病的临床表现和诊断治疗，并结合实际病例灵活运用基本理论知识提高临床分析能力：

（1）贫血（缺铁性贫血、再生障碍性贫血、免疫性溶血性贫血）。

（2）白血病。

（3）淋巴瘤。

（4）特发性血小板减少性紫癜。

（三）了解

1. 白血病分类及 FAB 和 MICM 分型、实验室检查特点。

2. 出凝血疾病的临床特点、诊断和治疗原则。

【见习内容】

1. 贫血。

2. 白血病。

3. 淋巴瘤、骨髓瘤。

4. 出凝血疾病。

【见习准备】

1. 再生障碍性贫血患者、缺铁性贫血患者、营养性巨幼细胞性贫血患者和溶血性贫血患者；白血病、淋巴瘤、骨髓瘤及出血性疾病患者各 1 位或病历 1 份，包括患者的典型血片和骨髓形态学报告；病理及影像资料；常规生化检查化验单等。

2. 听诊器、显微镜等。

【见习步骤及安排】

1. 在示教室集中学生说明本次实习目的、实习内容、见习过程步骤。

2. 带教老师带领学生查看 1 ~ 2 例典型病例，示范询问病史、体格检查。

3. 学生分组，每组查看指定患者，包括问病史、查体。

4. 每组选择一位学生汇报本组病例，总结病例特点。其他小组成员做补充。最后由带教老师给予评价、结合患者以及病历书写中的问题进行讲解、讨论。

5. 带教老师组织学生分析病例。

6. 结束时有小结。

7. 布置思考题。

【见习病例】

（一）贫血

1. 病史询问要点

（1）起病急缓、病程。

（2）诱发因素：药物、感染等。

（3）饮食情况、生活习惯。

（4）伴随症状：腹痛、黑便、痔疮、月经情况等，有无寒战、高热。

（5）家族史：遗传因素。

（6）诊断与治疗经过。

2. 体检要点　贫血及皮肤黏膜黄染程度、胸骨压痛、肝脾大、淋巴结肿大；有无反甲及匙状甲、镜面舌、牛肉舌等。

3. 见习步骤及讨论

（1）学生分小组询问病史、体格检查。老师提供必要的辅助检查结果：血常规、尿常规、血生化、血清铁蛋白、血片和骨髓象典型的细胞形态等结果。

（2）学生代表简要报告病例。

（3）带教老师帮助学生共同分析患者的临床特点，引导学生针对该患者进行诊断和鉴别诊断，将科学的诊断思维方法传授给学生。

（4）针对该患者提出该病的治疗原则。

（5）简介该病目前治疗新进展。

（6）结束时小结。

（7）布置思考题。

（二）白血病

1. 病史询问要点

（1）起病缓急、病程。

（2）诱发因素：工作环境、接触的理化物质、药物、感染等。

（3）症状：头晕、乏力、骨痛、发热、皮肤黏膜出血点、月经情况等。

2. 体检要点　贫血及皮肤黏膜出血情况，皮疹，有无浅表淋巴结肿大和肝脾大，有无胸骨压痛及其他部位骨痛。

3. 见习步骤及讨论

（1）学生分小组询问病史、体格检查。老师提供必要的辅助检查结果：血常规、尿常规、血生化、血片、骨髓象报告、流式免疫分型、染色体检查及聚合酶链反应（PCR）等结果。

（2）学生代表简要报告病例。

（3）带教老师帮助学生共同分析患者的临床特点，示教各种白血病的血片及骨髓片细胞形态特点。引导学生针对该患者进行诊断和鉴别诊断，将科学的诊断思维方法传授给学生。

（4）针对该患者提出该病的治疗原则。

（5）简介该病目前治疗新进展。

（6）结束时小结。

（7）布置思考题。

（三）淋巴瘤、多发性骨髓瘤

1. 病史询问要点

（1）起病方式、病程。

（2）诱发因素：病毒感染，理化因素。

（3）症状：发热、消瘦、盗汗，淋巴结肿大压迫症状及侵袭各器官引起的各系统症状；诊断及治疗经过。

2. 体检要点　淋巴结部位、大小、分布、是否疼痛，是否伴有贫血、肝脾大及淋巴结肿大、黄疸、蜘蛛痣、腹水、水肿、皮疹等。

3. 见习步骤及讨论

（1）学生分小组询问病史、体格检查。老师提供必要的辅助检查结果：血常规、尿常规、血生化、血清铁蛋白、乳酸脱氢酶、血片、骨髓片、病理结果及影像资料等结果。

（2）学生代表简要报告病例。

（3）带教老师帮助学生共同分析患者的临床特点及分期，引导学生针对该患者进行诊断和鉴别诊断，将科学的诊断思维方法传授给学生。

（4）针对该患者提出该病的治疗原则。

（5）简介该病目前治疗新进展。

（6）结束时小结。

（7）布置思考题。

（四）出凝血疾病

1. 病史询问要点

（1）起病急缓、病程。

（2）诱发因素：药物、感染等。

（3）饮食情况、生活习惯。

（4）症状：出血特征、腹痛、黑便、痔疮、月经情况等，有无寒战、高热基础疾病（肝病、肾病、消化系统疾病、糖尿病、免疫系统疾病等）。

（5）家族史：遗传因素。

（6）诊断与治疗经过。

2. 体检要点　出血范围、部位、渗血及分布是否对称等，是否伴有贫血、肝脾大及淋巴结肿大、黄疸、蜘蛛痣、腹水、水肿、关节畸形、皮肤异常扩张的毛细血管团等，注意心率、呼吸、血压、末梢循环状况等。

3. 见习步骤及讨论

（1）学生分小组询问病史、体格检查。老师提供必要的辅助检查结果，凝血四项分析，有无遗传病史。

（2）学生代表简要报告病例。

（3）带教老师帮助学生共同分析患者的临床特点及分期，引导学生针对该患者进行诊断和鉴别诊断，将科学的诊断思维方法传授给学生。

（4）针对该患者提出该病的治疗原则。

（5）简介该病目前治疗新进展。

（6）结束时小结。

（7）布置思考题。

（高　大）

见习十五　甲状腺功能亢进症

【见习目的】

（一）掌握

1. Graves 病的临床表现。

2. 甲状腺功能亢进症的实验室检查。

3. 甲状腺功能亢进症的诊断。

（二）熟悉

1. 甲状腺功能亢进症的诊断和鉴别诊断。

2. 甲状腺危象的处理原则。

（三）了解

甲状腺毒症的常见原因。

【见习内容】

Graves 病

【见习准备】

1. 教室，听诊器、血压计、叩诊锤、眼球突出计等。

2. 预选患者 2～3 位，写明住院号、姓名。

【见习步骤及安排】

1. 甲状腺功能亢进症理论课的复习与巩固（问答形式）。

2. 安排学生对预选患者进行病史采集。

3. 学生归纳主诉，汇报病史。

4. 结合病例讲解。

5. 知识拓展。

【见习病例】

1. 病史询问要点

（1）高代谢综合征。

（2）精神神经系统临床表现。

（3）心血管系统临床表现。

（4）消化系统临床表现。

（5）骨骼肌肉系统临床表现。

（6）造血系统临床表现。

（7）生殖系统临床表现。

（8）淡漠型甲状腺功能亢进临床表现。

2. 体检要点

（1）甲状腺检查：视诊甲状腺的大小和对称性、甲状腺的前面触诊及后面触诊、甲状腺肿大分度、甲状腺质地、甲状腺听诊。

（2）心血管系统查体：心动过速、心律失常、第一心音亢进、收缩压升高、舒张压下降。

（3）Graves 眼病活动状态评估：学习使用眼球突出计、学习 CAS 评估标准。

（4）胫骨前皮肤黏液性水肿。

3. 见习步骤及讨论

（1）学生分组去病房询问病史，进行体格检查。带教老师及时纠错。

（2）由学生报告病历摘要。带教老师提供必要的辅助检查：血常规、尿液分析、肝肾功能、甲状腺功能，促甲状腺激素（TSH）受体抗体、甲状腺 ^{131}I 摄取率、甲状腺彩超、甲状腺核素扫描及眼部 CT 的结果，并说明每项检查的目的。

（3）以提问的方式由学生归纳患者的临床特点（包括一般情况、症状特点、体征、实验室检查资料、治疗情况）。

（4）诊断及鉴别诊断：非甲状腺功能亢进性甲状腺毒症与甲状腺功能亢进性甲状腺毒症的鉴别、甲状腺功能亢进的原因鉴别。

（5）治疗：抗甲状腺药物治疗、^{131}I 治疗，手术治疗适应证、疗程，药物治疗的副作用，强调个体化治疗。

（6）结束小结。

（7）布置思考题。

（刘　敏）

见习十六　糖尿病

【见习目的】

（一）掌握

1. 糖尿病的临床表现。
2. 糖尿病的诊断方法。
3. 糖尿病的常见并发症。
4. 降糖药物的应用原则。

（二）熟悉

1. 糖尿病的发展规律。
2. 糖尿病一般治疗、饮食治疗。

（三）了解

1. 糖尿病的基本概念。

2. 糖尿病的分类。

3. 长期良好控制血糖的重要意义。

【见习内容】

1. 2 型糖尿病。

2. 1 型糖尿病

【见习准备】

1. 教室，听诊器、血压计、叩诊锤，胰岛素笔、胰岛素泵、震动阈检查仪、音叉、10g 尼龙丝、踝肱比检测仪等。

2. 预选 2 型糖尿病患者 3 人，1 型糖尿病患者 1 人，写明住院号、姓位。

【见习步骤及安排】

1. 糖尿病理论课的复习与巩固（问答形式）。

2. 安排学生对预选患者进行病史采集。

3. 学生归纳主诉，汇报病史。

4. 病例讲解。

5. 知识拓展。

【见习病例】

（一）2 型糖尿病

1. 病史询问要点

（1）代谢紊乱症状群，具体询问“三多一少”症状。

（2）眼、肾、周围神经、心、脑血管并发症情况。

2. 体检要点　心脏听诊、足部检查，10g 尼龙丝检查。

3. 见习步骤及讨论

（1）学生分组去病房询问病史、进行体格检查。带教老师及时纠错。

（2）由学生报告病历摘要。带教老师提供必要的辅助检查结果：尿液分析、肝肾功能、血脂、胰岛功能四项、肌电图、眼底荧光造影、心脏彩超、颈脑动脉彩超、下肢血管彩超，说明每项检查的目的。

（3）以提问的方式由学生归纳患者的临床特点（包括一般情况、症状特点、体征、实验室检查资料、治疗情况）。

（4）诊断：糖尿病的诊断标准。

（5）治疗：糖尿病健康教育、医学营养治疗、运动治疗、血糖监测和药物治疗。

（6）结束小结。

（7）布置思考题。

（二）1 型糖尿病

1. 病史询问要点

（1）代谢紊乱症状群，具体询问“三多一少”症状。

（2）糖尿病酮症酸中毒的临床表现。

（3）眼、肾、周围神经、心、脑血管并发症情况。

2. 体检要点　心脏听诊、足部检查、10g 尼龙丝检查。

3. 见习步骤及讨论

（1）学生分组去病房询问病史、进行体格检查。带教老师及时纠错。

（2）由学生报告病历摘要。带教老师提供必要的辅助检查结果：尿液分析、血酮体、肝肾功能、血脂、胰岛功能四项、谷氨酸脱羧酶抗体（GADA）、抗胰岛细胞抗体（ICA）、胰岛素自身抗体（IAA）、肌电图、眼底荧光造影、心脏彩超、颈脑动脉彩超、下肢血管彩超，并说明每项检查的目的。

（3）以提问的方式引导学生归纳患者的临床特点（包括一般情况、症状特点、体征、实验室检查资料、治疗情况）。

（4）诊断：糖尿病的诊断标准。

（5）治疗：糖尿病健康教育、医学营养治疗、运动治疗、血糖监测和胰岛素治疗。

（6）结束小结。

（7）布置思考题。

（刘　敏）

见习十七　类风湿关节炎、系统性红斑狼疮

【见习目的】

（一）掌握

1. 类风湿关节炎（RA）的临床表现、分类标准。

2. 系统性红斑狼疮（SLE）的临床表现、分类标准。

（二）熟悉

1. 类风湿关节炎的自身抗体谱及治疗措施。

2. 系统性红斑狼疮的自身抗体谱及治疗方法。

【见习内容】

1. 类风湿关节炎。

2. 系统性红斑狼疮。

【见习准备】

1. 类风湿关节炎患者 2 ~ 3 位、病历及相关的影像学检查资料。

2. 系统性红斑狼疮患者 2 ~ 3 位、病历。

【见习步骤及安排】

1. 在示教室集中学生，说明本次实习目的、实习内容（包括 RA 和 SLE 知识点简要复习、病史询问要点、体格检查要点）、见习过程步骤。

2. 带教老师带领学生查看 1 ~ 2 例典型病例，示范询问病史、体格检查。

3. 学生分组，每组查看指定患者，包括问病史、查体。

4. 每组选择一位学生汇报本组病例，总结病历特点，做出完整的诊断，并说明诊断依据。其他小组成员做补充。最后带教老师给予评价，结合患者以及病历书写中的问题进行讲解、讨论。

5. 带教老师组织学生分析病例。

6. 结束时小结。

7. 布置思考题。

【见习病例】

（一）类风湿关节炎

1. 病史询问要点

（1）起病急缓、病程、全身症状、疼痛及肿胀关节数、伴随症状、诊治经过。

（2）家族史：遗传因素。

2. 体检要点　肿胀及疼痛关节数、有无关节畸形，关节外表现的查体。

3. 见习步骤及讨论

（1）学生分小组询问病史、进行体格检查。老师提供必要的辅助检查结果：血常规、尿常规、血生化、炎性指标、自身抗体、影像学检查等。

（2）学生代表简要报告病例。

（3）带教老师帮助学生共同分析患者的病历特点，引导学生针对该患者进行诊断和鉴别诊断，将科学的诊断思维方法传授给学生。

（4）针对该患者提出该病的治疗原则。

（5）简介该病目前治疗新进展。

（6）结束时小结。

（7）思考题

1）自身抗体在类风湿关节炎中的意义？

2）RA 的特点及治疗、药物不良反应？

（二）系统性红斑狼疮

1. 病史询问要点

（1）起病缓急、病程，初发症状，有无发热，有无脱发、皮疹、口腔溃疡、畏光，有无关节肌肉疼痛、水肿、消化道症状（厌食、恶心、呕吐）、肺部症状（咳嗽、气促），诊治经过。

（2）家族史：遗传因素。

2. 体检要点　皮肤黏膜损害（皮疹、口腔和鼻腔溃疡）、唾液池唾液减少，有无浅表淋巴结肿大，心肺腹查体，关节、肌肉查体，神经系统查体。

3. 见习步骤及讨论

（1）学生分小组询问病史、进行体格检查。老师提供必要的辅助检查结果：血常规、尿常规、炎性指标、血生化、自身抗体等。

（2）学生代表简要报告病例。

（3）带教老师帮助学生共同分析患者的病历特点，引导学生针对该患者进行诊断和鉴别诊断，将科学的诊断思维方法传授给学生。

（4）针对该患者提出该病的治疗原则。

（5）激素的使用剂量，激素减量的原则。

（6）免疫抑制剂的选择、疗程、不良反应。

（7）小结。

（8）思考题

1）自身抗体在 SLE 诊断中的价值？

2）激素及环磷酰胺的不良反应？

（白丽杰）

第二章　外科学

外科学的范畴涉及许多疾病的病因、病理、诊断、预防和治疗等知识，并在治疗方面应用了手术和非手术等诸多方法。外科学是临床医学专业及相关专业学生学习的主干课程。在系统学习外科学理论课的基础上，通过教学见习，使学生对基础理论、基本知识和基本技能进行深入透彻的理解和运用，将课堂理论与临床实践相结合，学会如何询问和书写完整病历，正确掌握各系统检查方法，了解疾病的诊断和治疗原则，培养学生独立思考、观察识别、思维理解、分析和解决问题的能力，充分发挥学生的主观能动性。临床医学本科专业外科学见习课 72 学时，18 次；影像、口腔、麻醉本科专业外科学见习课 40 学时，10 次；蒙医本科专业外科学见习课 24 学时，6 次。本指导编写以临床医学专业为基准，麻醉、影像、口腔医学、蒙医专业见习参考指导内容，合并节次进行见习，并根据需要适当删减。

节数	临床医学专业		麻醉、影像、口腔医学专业		蒙医专业	
	内容	学时	内容	学时	内容	学时
见习一	无菌术	4	创伤	4	神经外科疾病	4
见习二	手术基本技术	4	神经外科疾病	4	心胸外科疾病	4
见习三	创伤	4	甲状腺疾病、乳房疾病	4	胃肠道疾病	4
见习四	围术期处理	4	周围血管和淋巴管疾病	4	肝胆胰疾病	4
见习五	外科患者的体液失衡、外科休克、输血	4	心胸外科疾病	4	泌尿系统梗阻、尿石症及肿瘤	4
见习六	外科感染	4	胃肠道疾病	4	骨折的诊断和处理方法	4
见习七	烧伤	4	肝胆胰疾病	4		
见习八	麻醉、复苏	4	泌尿系统梗阻、尿石症及肿瘤	4		
见习九	外科营养（肠内、肠外）	4	骨折的诊断和处理方法	4		
见习十	肿瘤	4	颈腰痛、骨肿瘤、关节疾病等	4		
见习十一	神经外科疾病	4				
见习十二	甲状腺疾病、乳房疾病、周围血管和淋巴管疾病	4				
见习十三	心胸外科疾病	4				

见习十四	胃肠道疾病	4				
见习十五	肝胆胰疾病	4				
见习十六	泌尿系统梗阻、尿石症及肿瘤	4				
见习十七	骨折的诊断和处理方法	4				
见习十八	颈腰痛、骨肿瘤、关节疾病等	4				
总计		72		40		24

[注]：

1. 麻醉、影像、口腔专业　不讲授见习一、见习二内容。见习三为见习一，见习四、见习五内容不讲授，见习十一为见习二；见习十二中甲状腺疾病和乳房疾病为见习三；见习十二中周围血管和淋巴管为见习四；见习十三到见习十八分别为见习五到见习十。
2. 蒙医专业　不讲授见习一到见习十内容；见习十一为见习一；不讲授见习十二内容；见习十三到见习十七分别为见习二到见习六；不讲授见习十八内容。

见习一　无菌术

【见习目的】

（一）掌握

1. 手术人员和患者手术区域的准备。
2. 手术无菌操作原则。

（二）熟悉

手术器械、物品、敷料的灭菌、消毒法。

（三）了解

手术室管理规章制度。

【见习内容】

1. 无菌术的概念。
2. 手术人员和患者手术区域的准备。
3. 手术进行中的无菌原则。
4. 手术器械、物品、敷料的灭菌与消毒法。
5. 手术室的管理。

【见习准备】

1. 教师选择外科术前准备的病例，不同手术区域消毒讲解及操作，术者术前准备包括手臂消毒法、穿无菌衣、戴无菌手套。手术进行中的无菌原则讲解，手术器械、物品、敷料的灭菌与消毒法讲解，手术室的管理原则介绍。

2. 见习所需教具　术前刷手工具，灭菌、消毒仪器设备。

【见习步骤及安排】

1. 教师在示教室先给学生简要复习无菌术的概念，简要复习手术人员和患者手术区域的准备，手术进行中的无菌原则，手术器械、物品、敷料的灭菌与消毒法，最后详细说明本次实习的目的、实习内容及见习整个过程的步骤。

2. 教师带领学生示教不同手术区域消毒的病例，示范术者术前准备，包括手臂消毒法、穿无菌衣、戴无菌手套，系统解读手术进行中的无菌原则，然后介绍手术器械、物品、敷料的灭菌与消毒法及手术室的管理。

3. 学生分为 5～6 组，每组 3～4 人，分别操作不同手术区域消毒，术前准备包括手臂消毒法、穿无菌衣、戴无菌手套。鼓励学生自己提问，进行规范的无菌操作。

4. 每组推选一位学生汇报本组实习情况，总结主要操作步骤。小组其他成员进行补充。最后由带教老师给予评价，指出错误并讲解。

5. 学生提出疑问，教师回答。

6. 教师总结本次见习内容，让学生预习下次内容。

（张 强）

见习二 手术基本技术（打结、空腔脏器吻合、器械使用）

【见习目的】

（一）掌握

1. 外科切开、缝合、打结、术中剪线和结扎止血的基本方法。

2. 外科常用手术器械的正确使用方法。

（二）熟悉

空腔脏器的基本吻合方法

（三）了解

外科常用手术器械的结构特点和消毒及保管方法。

【见习内容】

1. 外科打结法 线结种类、打结方法和打结注意事项。

2. 外科切开、缝合的基本方法。

3. 结扎止血的操作方法和要求。

4. 空腔脏器的基本吻合方法。

5. 胃肠手术的无菌隔离措施。

6. 胃肠壁切开、止血及缝合方法。

7. 外科常用手术器械 手术刀（各类型刀柄、刀片）、手术剪（直、弯、长、短、尖头、钝头、眼科等剪刀）、血管钳（长、短、蚊式、直、弯、有齿、无齿等）、肾蒂钳、手术镊、持针钳、拉钩、肠钳、胃钳、巾钳、海绵钳、卵圆钳、直角钳、缝合针、手术用线、探针、吸引器、引流管等。

8. 外科常用手术器械的正确使用方法。

9. 手术器械台摆置原则。

【见习准备】

1. 教师准备外科基本操作的教具及实验动物，包括打结器、丝线、切开模具、缝针、持针器、剪刀等。

2. 将学生分成小组，每组 4 人，组内 4 人轮流充当主刀、一助、二助、器械护士等角色。

【见习步骤及安排】

1. 外科基本操作

（1）指导教师介绍并示范外科切开、缝合、打结、术中剪线和结扎止血的基本方法和注意事项。

（2）在教师的指导下，学生练习单手打结、双手打结和持针钳打结（先用细绳后改用丝线打结）。

（3）学生练习术中剪线和外科拆线的基本操作方法。

2. 空腔脏器（胃、肠）吻合

（1）教师示教。

（2）观看影视录像资料。

3. 外科常用手术器械使用法

（1）指导教师介绍外科常用手术器械和物品的种类、名称、用途及使用方法，手术台器械摆放原则。

（2）学生认识手术器械并练习使用。

（王国强）

见习三　创伤

【见习目的】

（一）掌握

1. 创伤的分类和愈合方式。

2. 创伤的问病史和查体方法。

（二）熟悉

创伤处理的方法和操作技术。

（三）了解

战伤的救治原则。

【见习内容】

1. 创伤的分类、组织修复和愈合方式。

2. 创伤病史的采集、体格检查、穿刺技术的要点和影像学图片的阅读。

【见习准备】

老师选择头、胸、腹及四肢外伤的病例各 1 例，应尽量选择有典型影像学特征的患者。

【见习步骤及安排】

1. 教师详细说明本次实习的目的、内容及步骤，应用多媒体给学生讲解创伤的分类及组织修复和愈合方式，讲解创伤的处理方法和操作技术，讲解战伤的救治原则。

2. 教师带领学生示教一位典型外伤患者（头、胸、腹、四肢外伤患者任选其一），示范如何询问病史、体格检查的要点和方法、典型影像学资料的阅看。

3. 针对四种外伤将学生分成 4 组，分别查看相应的患者，按教师的示教独自进行病史采集、体格检查、辅助检查的阅看。

4. 每组学生由一位代表来汇报本组情况，叙述病史、体格检查的阳性体征、影像学的典型表现以及特殊的检查手段。

5. 教师针对每组学生的汇报，分别对该组患者病情进行讲解，点评各组学生在查看患者过程中的不足，并给予分析讲解。

6. 学生提出疑问，教师回答讲解。

7. 教师总结本次见习内容，让学生预习下次内容。

【见习病例】

（一）颅脑外伤

1. 病史询问要点

（1）受伤情况，意识障碍情况，意识障碍持续时间。

（2）主要症状的特点：意识障碍有无及意识障碍持续的时间，以及有无进行性意识障碍。

（3）伴随症状：消化道症状（恶心、呕吐）、精神神经症状（谵妄、二便失禁）。

（4）病情发展与演变：进行性意识障碍。

（5）鉴别诊断：需与癫痫、颅内肿瘤等疾病相鉴别。

2. 体检要点　意识情况、双侧瞳孔大小及对光反射存在与否、四肢肌力、病理征。

3. 见习步骤及讨论

（1）病例临床特点

1）病史：患者，性别 ×，×× 岁，多部位外伤 1h。有一过性意识障碍，障碍时间约 3min，醒后感头晕、头痛，以及腹痛，伴有恶心、呕吐，无大小便失禁，无胸闷气短，无尿路刺激征。来院后行头、胸、腹 CT 检查后以“多发伤”收入院。无进行性意识障碍。

2）查体：体温 36.7℃、呼吸 22 次 / 分、心率 80 次 / 分、血压 130/75 mmHg。意识清，双瞳孔等大、等圆，对光反射灵敏，颈无抵抗，心肺未见异常，腹平，右上腹压痛，肌紧张（–），反跳痛（–），肠鸣音正常，病理征为（–）。

3）辅助检查：血常规检查未见明显异常；头、胸、腹部 CT 提示，额叶脑挫裂伤，肝右叶挫伤。

（2）诊断与鉴别诊断

1）诊断依据：

①病史：头部外伤病史，意识障碍史。

②辅助检查：头部 CT 检查提示脑挫裂伤。

2）鉴别诊断：

①癫痫：有癫痫发作史。患者以抽搐及意识障碍为典型表现。脑 CT 可无异常表现，脑电图检查可鉴别。

②颅内肿瘤患者可有进行性视力下降或头痛病史，无意识障碍。CT 及 MRI 检查有典型表现。结合外伤史可与上述疾病相鉴别。

（3）治疗：诊断明确后给予保守治疗，根据病情可予镇静、降颅压、止血、神经营养等治疗。

（二）腹部闭合伤

1. 病史询问要点

（1）受伤情况（车祸、坠落等），受伤部位，伤后就诊时间，病情进展情况。

（2）主要症状的特点：腹痛的性质、部位、持续时间。

（3）伴随症状：消化道症状（恶心、呕吐，血便等）。

（4）病情发展与演变：腹痛进行性加重。

（5）诊治经过：伤后检查、治疗情况。

（6）鉴别诊断：与其他急腹症相鉴别。

（7）一般情况：体位、发育情况、大小便情况。

2. 体检要点　详细记录生命体征，查看结膜有无苍白，重点查看腹部体征。

3. 见习步骤及讨论

（1）病例临床特点

1）病史：患者，性别 ×，× × 岁，车祸致腹部受伤（方向盘挤压腹部），伤后无意识障碍，出现腹痛，呈持续性疼痛，无放散，并进行性加重，无大小便失禁，无血便。来院后行相关检查后以“闭合性腹部外伤，空腔脏器破裂”入院。

2）查体：体温 37℃，呼吸 28 次 / 分、心率 100 次 / 分、血压 110/70 mmHg。意识清，强迫体位，结膜无明显苍白，心肺未见异常，腹平，全腹压痛，以脐上为著，肌紧张（+），反跳痛（+），移动浊音（+），肠鸣音弱。

3）辅助检查：血常规检查白细胞明显增多，中性分类增高。腹部 CT 检查提示腹水，气腹。腹腔穿刺可抽出浑浊淡黄色液体。

（2）诊断与鉴别诊断

1）诊断依据：

①病史：腹部外伤病史。

②体征：全腹压痛，以脐上为著，肌紧张（+），反跳痛（+），移动浊音（+），肠鸣音弱。

③辅助检查：血常规检查白细胞明显增多，中性分类增高。腹部 CT 检查提示腹水，气腹。腹腔穿刺可抽出浑浊淡黄色液体。

2）鉴别诊断：

①实质脏器破裂：实质脏器破裂以出血为主，表现为结膜苍白、血压下降、心率增快等失血休克表现，腹部腹膜刺激征表现不十分明显，腹部 CT 检查可见实质脏器损伤情况，腹腔穿刺可抽出不凝血。

②空腔脏器破裂以腹膜炎为主，腹膜刺激征明显，甚至是“板状腹”，CT 检查可见气腹，腹腔穿刺液以消化道液为主。

（3）治疗：诊断为腹部空腔脏器破裂后，需经急诊手术治疗，根据胃肠道破裂的位置，采取不同的术式。如胃、小肠破裂后大多采取修补手术；大肠破裂后根据受伤时间、患者年龄、营养状况、失血量、腹腔污染程度不同，可修补或造瘘。

（郑俊全）

见习四　围术期

【见习目的】

（一）掌握

手术前准备、手术后一般护理，观察和处理。

（二）熟悉

手术后常见并发症的防治。

（三）了解

1. 了解术前一般准备和特殊准备。

2. 了解术后常规医嘱、体位、各种不适处理、胃肠道并发症、活动、拆线和切口愈合判断。

3. 了解术后出血、发热、低体温、感染、呼吸系统、泌尿系统以及切口并发症等的防治措施。

【见习内容】

1. 术前一般准备和特殊准备。

2. 术后常规医嘱、体位、各种不适处理、胃肠道并发症、活动、拆线和切口愈合判断。

3. 术后出血、发热、低体温、感染、呼吸系统、泌尿系统以及切口并发症等的防治。

【见习准备】

教师选择外科围术期的病例，尽量选择出现典型术后并发症且有较为完整的实验室检查和影像学检查的病例，共2～3例。

【见习步骤及安排】

1. 教师在示教室先给学生简要复习手术前准备、手术后常规处理、手术后并发症的防治，最后详细说明本次实习的目的、内容及见习的步骤。

2. 教师带领学生示教1例典型的高血压性脑出血病例，示范如何通过询问病史、规范的体格检查、影像资料分析、系统解读检验报告来明确诊断，进行术前准备，术后针对患者情况给予术后处理，应用各种手段预防和治疗术后并发症。

3. 学生分为5～6组，每组3～4人，分别查看指定的其他患者，包括脑血管病、脑肿瘤、颅脑外伤、椎管肿瘤的病例（如脑内血肿清除术、开颅肿瘤切除术的病例），鼓励学生自己询问病史，进行规范的体格检查。结合患者病史、体征、辅助检查，做出诊断。

4. 每组推选一位学生汇报本组病例情况，总结主要病史和阳性体征。小组其他成员进行补充。最后由带教老师给予评价，指出错误并讲解。

5. 教师提供示教过程中典型病例的实验室检查结果及辅助检查结果，并帮助学生分析各项检查的临床意义。

6. 学生提出疑问，教师回答。

7. 教师总结本次见习内容，让学生预习下次内容。

【见习病例】

高血压性脑出血

1. 病史询问要点

（1）有高血压病史或家族史，拒绝服药或不规律服药，血压控制不良。

（2）主要的症状：突发意识障碍、偏瘫、失语。

（3）病情发展与演变：症状呈进行性加重。

（4）诊治经过：急诊就诊，头颅 CT 显示基底节区出血。

（5）鉴别诊断：与其他脑血管疾病相鉴别（颅内动脉瘤、血管畸形、烟雾病等）。

（6）一般情况：精神、食欲及睡眠如何，小便情况如何。

2. 体检要点　体温、呼吸、心率、血压，神志是否清晰，双侧瞳孔情况，肢体活动情况，语言情况。

3. 见习步骤及讨论

（1）病例临床特点

1）病史：患者，男，40 岁，突发意识不清伴左侧肢体活动障碍 3h。既往有高血压病史。患者急诊就诊，头颅 CT 示，右侧基底节区出血，诊断为“右侧基底节区脑出血”。小便失禁。住院治疗，行急诊术前准备。

2）查体：体温 37.0℃、呼吸 30 次 / 分、心率 120 次 / 分、血压 150/95 mmHg，意识不清，中度昏迷，左侧肢体偏瘫，肌力 0 级，病理反射（+），失语。右侧瞳孔散大，直径 5mm，光反应（–），左侧直径 3 mm，光反应（+）。小便失禁。

3）辅助检查：头颅 CT 可见右侧基底节区出血。

（2）诊断与鉴别诊断

1）诊断：右侧基底节区脑出血；高血压病。

2）鉴别诊断：患者有高血压病史，突发意识不清伴左侧肢体活动障碍 3h，头颅 CT 可见右侧基底节区出血。考虑高血压性脑出血。

（3）治疗

1）患者瞳孔不等大，脑疝，具备急诊手术指征。

2）术前准备：心功能、肺功能、肾功能、糖尿病、凝血功能评估；备皮，备血，导尿，气道准备，用药皮试。

3）术后处理：止血、预防癫痫、预防感染、抑酸、降颅压、补液、营养神经治疗。

4）术后并发症：肺感染、消化道出血、颅内再出血、脑梗死、脑水肿、颅内感染、双下肢深静脉血栓、癫痫等。

（白　杰）

见习五　外科患者的体液失衡、外科休克、输血

【见习目的】

（一）掌握

1. 水和钠代谢紊乱。

2. 低钾血症。

3. 酸碱平衡失调。

4. 外科患者体液失调临床处理的基本原则。

5. 外科休克的分类、临床表现、诊断和治疗。

6. 输血的适应证。

7. 输血的并发症及其防治。

（二）熟悉

1. 高钾血症。

2. 体液的主要成分。

3. 外科休克的病理生理。

4. 自体输血的作用。

（三）了解

1. 体液及酸碱平衡和渗透压的调节。

2. 水中毒。

3. 体内钙、镁、磷异常。

4. 输血技术和注意事项。

5. 血浆代用品和血液成分制品的用途。

【见习内容】

1. 水和钠代谢异常的病因、临床表现、诊断及治疗。

2. 体内钾代谢异常的病因、临床表现、诊断及治疗。

3. 代谢性酸碱中毒的临床表现、诊断及治疗。

4. 外科患者体液失调临床处理的基本原则。

5. 外科休克的分类、临床表现、诊断和治疗。

6. 输血的适应证。

7. 输血的并发症及其防治。

【见习准备】

1. 教师选择与体液失衡、外科休克、输血相关的病例，尽量选择有典型病史和体征且辅助检查结果较完善的病例（如腹部彩超、CT、MRI及各种生化指标及常规化验等）共4～5例。

2. 见习所需教具：①教科书；②投影仪、幻灯、阅片灯；③典型病例的部分影像学资料（CT、X线片、B超、磁共振等）。

【见习步骤及安排】

1. 教师在示教室先给学生详细说明本次实习的目的、实习内容及见习整个过程的步骤。

2. 教师带领学生示教1例典型体液失衡、外科休克、输血病例，示范如何询问病史，体格检查的要点和方法。

3. 学生分为5～6组，每组3～4人，分别查看指定的其他患者，包括体液失衡、外科休克、输血患者，自己询问病史，进行体格检查。

4. 每组推选一位学生汇报本组病例情况，总结主要病史和阳性体征。小组其他成员进行补充。最后由带教老师给予评价，指出错误并讲解。

5. 教师提供示教过程中典型病例的实验室检查结果及辅助检查结果，并帮助学生分析各项检查的临床意义。

6. 学生提出疑问，请教师答疑。

7. 教师总结本次见习内容，让学生预习下次内容。

【见习病例】

（一）急性肠梗阻

等渗性脱水和低钾血症。

1. 病史询问要点

（1）起病情况、时间和诱因：年龄，起病急、缓，患病时间，有无饮食不当及受凉史等。

（2）主要症状的特点：腹痛、腹胀，停止排气、排便出现的时间。

（3）伴随症状：呕吐性质是喷射性还是溢出性？食欲缺乏、无力、腹胀。

（4）病情发展与演变：早期可无明显症状，梗阻后出现典型症状。

（5）诊治经过：初次就诊时间及治疗效果。

（6）鉴别诊断：麻痹性？机械性？动力性？血运性？

（7）一般情况：精神、神志、表情、食欲及睡眠如何，小便情况，有无排气、排便？

2. 体检要点　体温、呼吸、心率、血压，皮肤黏膜、眼球、口唇、舌、腹部体征。

3. 见习步骤及讨论

（1）病例临床特点

1）病史：患者，男，××岁，腹痛、腹胀、呕吐，停止排气、排便 3 天。

2）查体：腹部饱满、肠型、蠕动波、有无手术瘢痕、有无疝气；听诊：肠鸣音活跃？气过水声？高调金属音？叩诊：鼓音；触诊：压痛？反跳痛及肌紧张？振水音？

3）辅助检查：腹平片、腹部 CT 示多发液平面。血常规正常；生化示，K^+ 2.5 mmol/L（低），钠、氯正常；二氧化碳结合力正常；血浆渗透压正常；尿液分析示，比重增加；血气分析正常。

（2）诊断与鉴别诊断

1）诊断：急性肠梗阻，等渗性脱水，低钾血症。

2）诊断依据

①病史：患者，男，××岁，上腹痛、腹胀、呕吐，停止排气、排便 3 天。食欲及睡眠差，尿少。

②体征：精神差、神志清、表情痛苦，体温 37.2℃、呼吸 20 次 / 分、心率 106 次 / 分、血压 100/70mmHg，皮肤黏膜干燥、弹性差、眼球内陷、口唇皲裂、舌苔黄白。腹部饱满，肠型（+）、蠕动波（+）、无手术瘢痕、无疝气；听诊：肠鸣音活跃，8～10次/分，气过水声（+）、高调金属音（+）；叩诊：鼓音（+）；触诊：压痛（+）、反跳痛及肌紧张（–）、振水音（+）。

③辅助检查：血常规正常；生化示，K^+ 2.5mmol/L（低），钠、氯正常；二氧化碳结合力正常；血浆渗透压正常；尿液分析示，比重增加；血气分析正常。腹部平片、CT 提示，多发液平面。考虑肠梗阻。

④鉴别诊断：

A. 等渗性缺水 (isotonic dehydration)：急性缺水或混合性缺水。

a. 短期内消化液的急性丧失，大量呕吐等。

b. 体液丧失，3 日内未进食、水。

c. 临床表现患者有恶心、厌食、乏力、少尿、口渴、舌干燥、眼窝凹陷、皮肤干燥、松弛等。

d. 实验室检查可发现有血液浓缩现象，包括红细胞计数、血红蛋白量和血细胞比容均明显增高。血清 Na^+、Cl^- 等一般无明显降低。

e. 尿比重增高。

f. 动脉血血气分析：可判别是否有酸（碱）中毒存在。

g. 生化示，K^+ 2.5mmol/L，低于正常。

B. 低渗性缺水：又称慢性缺水或继发性缺水。

a. 胃肠道消化液持续性丢失，例如反复呕吐、长期胃肠减压引流或慢性肠梗阻，以致大量钠随消化液而排出。

b. 大创面的慢性渗液。

c. 应用排钠利尿剂时，未注意补给适量的钠盐，以致体内缺钠程度多于缺水。

d. 等渗性缺水治疗时补充水分过多。低渗性缺水的临床表现随缺钠程度而不同。一般均无口渴感，常见症状有恶心、呕吐、头晕、视觉模糊、软弱无力、起立时容易晕倒等。当循环血量明显下降时，肾的滤过量相应减少，以致体内代谢产物潴留，可出现神志淡漠、肌痉挛性疼痛、腱反射减弱和昏迷等。

e. 尿液检查：尿比重常在 1.010 以下，尿 Na^+ 和 $C1^-$ 常明显减少。

f. 血钠测定：血钠浓度低于 135 mmol/L，表明有低钠血症。血钠浓度越低，病情越重。

g. 红细胞计数、血红蛋白量、血细胞比容及血尿素氮值均有增高。

C. 高渗性缺水：又称原发性缺水。

a. 摄入水分不够，如食管癌致吞咽困难，重危患者给水不足，经鼻胃管或空肠造口管给予高浓度肠内营养溶液等。

b. 水分丧失过多，如高热大量出汗（汗中含氯化钠浓度低）、大面积烧伤暴露疗法、糖尿病未控制致大量尿液排出等。临床表现随缺水程度不同，症状亦不同。诊断病史和临床表现有助于高渗性缺水的诊断。

c. 实验室检查的异常包括：尿比重高；红细胞计数、血红蛋白量、血细胞比容轻度升高；血钠浓度升高，在 150 mmol/L 以上；细胞外液的渗透压升高。

（3）治疗

1）解除肠梗阻病因。

2）静脉滴注平衡盐溶液或等渗盐水，使血容量得到尽快补充。

3）对已有脉搏细速和血压下降等症状者，表示细胞外液的丧失量已达体重的 5%，需从静脉快速滴注上述溶液约 3000 ml(按体重 60 kg 计算)，以恢复其血容量。

①注意所输注的液体应该是含钠的等渗液，如输不含钠的葡萄糖溶液则会导致低钠血症。

②静脉快速输注液体时必须监测心脏功能，包括心率、中心静脉压或肺动脉楔压等。

③对血容量不足表现不明显者，可给患者上述用量的 1/2 ~ 2/3，即 1500 ~ 2000 ml，以补充缺水、缺钠量。

④还应补给日需要水量 2000 ml 和氯化钠 4.5g。

⑤平衡盐溶液的电解质含量和血浆内含量相仿，用来治疗等渗性缺水比较理想。

⑥单用等渗盐水，易引起高氯性酸中毒的危险。

⑦在纠正缺水后，排钾量会有所增加，血清 K^+ 浓度也因细胞外液量的增加而被稀释降低，故应注意预防低钾血症的发生。一般在血容量补充使尿量达 40 ml/h 后，补钾即应开始。

（二）外科休克

多发伤：胸外伤、左侧血气胸；腹部闭合性损伤、脾破裂；失血性休克、代谢性酸中毒。

1. 病史询问要点

（1）起病情况、时间和诱因：年龄、起病急、缓，患病时间。

（2）主要症状的特点：胸痛、腹痛、呼吸困难。

（3）伴随症状：恶心、呕吐、无力、腹胀。

（4）病情发展与演变：胸痛、腹痛、呼吸困难逐渐加重。

（5）诊治经过：初次就诊时间及治疗效果。

（6）鉴别诊断：与感染性休克鉴别，应询问有无发热、寒战等临床表现。

（7）一般情况：精神、神志、表情、食欲及睡眠如何，小便情况，有无排气、排便？

2. 体检要点　体温、呼吸、心率、血压，皮肤黏膜、眼球、口唇、舌、胸部、腹部体征。

3. 见习步骤及讨论

（1）病例临床特点

1）病史：患者，性别 ×，× × 岁，车祸外伤后胸痛、腹痛、呼吸困难 8h。

2）查体：精神差，神志清，表情痛苦，体温 37.2℃，呼吸 24 次 / 分，心率 132 次 / 分，血压 75/40mmHg。面色苍白，皮肤黏膜干燥，弹性差，眼球内陷，口唇干。气管右移，左胸饱满，叩诊实音，听诊无呼吸音。腹部饱满，肠型（–），蠕动波（–）；听诊肠鸣音弱，1 ~ 2 次 / 分，气过水声（–），高调金属音（–）；叩诊移动性浊音（+）；触诊压痛（+），反跳痛及肌紧张（+），振水音（–）。肢端湿冷，脉细速。

3）辅助检查。胸、腹部 CT 示，左侧液气胸，左胸腔大量积液；脾破裂，腹水。血常规示，Hb 6g/L。生化检查正常。二氧化碳结合力为 18mmol/L。血浆渗透压正常。尿液分析示，比重增加。血气分析示，pH=7.25，BE= –7。

（2）诊断与鉴别诊断

1）诊断：胸外伤，左侧血气胸；腹部闭合性损伤，脾破裂；失血性休克，代谢性酸中毒。

2）诊断依据

①病史：车祸外伤后胸痛、腹痛、呼吸困难 8h。

②体征：精神差，神志清，表情痛苦，体温 37.2℃，呼吸 24 次 / 分，心率 132 次 / 分，血压 75/40mmHg。面色苍白，皮肤黏膜干燥，弹性差，眼球内陷，口唇干。气管右移，左胸饱满，叩诊实音，听诊无呼吸音。腹部饱满，肠型（–），蠕动波（–）；听诊：肠鸣音弱，1 ~ 2 次 / 分，气过水声（–），高调金属音（–）；叩诊移动性浊音（+）；触诊：压痛（+），反跳痛及肌紧张（+），振水音（–）。肢端湿冷，脉细速。

③辅助检查。胸、腹部CT示，左侧液气胸，左胸腔大量积液；脾破裂，腹水。血常规示，Hb 6g/L。生化检查正常。二氧化碳结合力为 18mmol/L。血浆渗透压正常。尿液分析示，比重增加。血气分析示，pH=7.25，BE=–7。

④鉴别诊断：病史、体征、辅助检查明确。

（3）治疗：

1）开放大静脉：快速滴注平衡盐溶液或代血浆，使血容量得到尽快补充。

2）急查血型、配血、输悬浮红细胞。

3）滴注碳酸氢钠 250 ml。

4）急诊全麻，开胸探查：血胸廓清、肺修补；剖腹探查，行脾切除术。

（4）讨论

1）输血指证：

①根据 2000 年卫生部（现称卫计委）输血指南建议：Hb>100 g/L 不需要输血。

② Hb＜70g/L 可输入浓缩红细胞；Hb 为 70 ~ 100g/L 时，应根据患者的具体情况来决定

是否输血。

③对于可输可不输的患者应尽量不输血。

2）输血注意事项：

①输血前必须仔细核对患者和供血者姓名、血型和交叉配血单，并检查血袋是否渗漏，血液颜色有无异常及保存时间。

②除生理盐水外，不向血液内加入任何其他药物和溶液，以免产生溶血或凝血。

③输血时应严密观察患者，询问有无不适症状，检查体温、脉搏、血压及尿液颜色等，发现问题及时处理。

④输血完毕后仍需要观察病情，及早发现延迟型输血反应。

⑤输血后血袋应保留 2h，以便必要时化验检查。

3）输血的并发症及其防治

①发热反应。

②过敏反应。

③循环超负荷急性心力衰竭和肺水肿。

④输血相关的急性肺损伤。

⑤输血相关性移植物抗宿主病。

⑥疾病传播病毒和细菌性疾病可经输血途径传播。

⑦免疫抑制输血可使受血者的非特异免疫功能下降和抗原特异性免疫受到抑制，增加术后感染率，并可促进肿瘤生长、转移及复发，降低 5 年存活率。

⑧大量输血的影响：大量输血后（24h 内用库存血细胞置换患者全部血容量或数小时内输入血量超过 4000 ml），可出现：

A. 低体温。

B. 碱中毒。

C. 暂时性低血钙。

D. 高血钾及凝血异常等变化。

（刘志平）

见习六　外科感染

【见习目的】

（一）掌握

1. 外科感染的概念及分类。

2. 疖、痈、皮下急性蜂窝织炎、丹毒、浅部急性淋巴结炎和淋巴管炎、甲沟炎和指头炎的诊断和治疗。

（二）熟悉

1. 破伤风的病因、临床表现和诊治。

2. 全身性外科感染的病因、临床表现和诊治。

（三）了解

1. 气性坏疽的临床表现及治疗。

2. 外科应用抗生素的原则。

【见习内容】

疖、痈、皮下急性蜂窝织炎、丹毒、浅部急性淋巴结炎和淋巴管炎、甲沟炎和指头炎。

【见习准备】

带教老师准备疖、痈、皮下急性蜂窝织炎、丹毒、浅部急性淋巴结炎和淋巴管炎、甲沟炎和指头炎的病例各1~2例，尽量选择病史典型且具有完善辅助检查的病例，如菌培养药敏实验等；学生需要预习实习内容及病历书写的相关教科书内容。

【见习步骤及安排】

1. 教师在示教室向学生讲解本次实习的内容、目的、要求。在医疗行为中，注意保护性医疗制度，注意保护患者的隐私，关心体贴患者，取得患者的配合。要求学生通过本次实习掌握疖、痈、皮下急性蜂窝织炎、丹毒、浅部急性淋巴结炎和淋巴管炎、甲沟炎和指头炎的病史采集、查体要点、辅助检查、临床表现、诊断及治疗原则，熟悉破伤风的病因、临床表现和诊治，全身性外科感染的病因、临床表现和诊治。

2. 带教老师带领学生查看1位典型患者，示范询问病史、相关查体的方法与要点。回到示教室利用多媒体示教该患者的辅助检查结果，帮助学生分析辅助检查的临床意义，诊断依据、鉴别诊断及治疗原则。

3. 将学生2~3人分成1组，去看准备的疖、痈、皮下急性蜂窝织炎、丹毒、浅部急性淋巴结炎和淋巴管炎、甲沟炎和指头炎患者，完成询问病史及相关查体。回到示教室，每组选择1位学生汇报本组病例的病史，总结主诉及查体的阳性体征、辅助检查。小组的其他学生再做补充。最后由带教老师给予评价，指出不足或错误，并讲授正确的方法，让学生通过本次实习掌握疖、痈、皮下急性蜂窝织炎、丹毒、浅部急性淋巴结炎和淋巴管炎、甲沟炎和指头炎的症状、体征，并讨论治疗方案。

【见习病例】

（一）急性蜂窝织炎

1. 病史询问要点　年龄、症状如局部红肿热痛、伴随症状、有无意识改变等，检查及治疗经过。

2. 体检要点　指压可稍褪色，红肿边缘界限不清楚。

3. 见习步骤及讨论

（1）将学生2~3人分成1组，去看准备的急性蜂窝织炎患者，完成询问病史及相关查体。

（2）回到示教室，结合辅助检查，每组选择1位学生汇报本组病例的病史，总结主诉及查体的阳性体征、辅助检查，小组的其他学生再做补充。

（3）最后由带教老师给予评价，指出不足或错误，并讲授正确的方法，让学生通过这个病例掌握急性蜂窝织炎的症状、体征，并讨论治疗方案。

4. 带教老师留思考题2~3个。

（二）疖和痈

1. 病史询问要点　年龄、症状如局部红肿热痛、伴随症状、检查及治疗经过。

2. 体检要点　出现坏死时会有液化，造成波动感。

3. 见习步骤及讨论

（1）将学生2~3人分成1组，去看准备的疖和痈患者，完成询问病史及相关查体。

（2）回到示教室，每组选择1位学生汇报本组病例的病史，总结主诉及查体的阳性体征、辅助检查，小组的其他学生再做补充。

（3）最后由带教老师给予评价，指出不足或错误，并讲授正确的方法，让学生通过这个病例掌握疖和痈的症状、体征，并提出讨论治疗方案。

4. 带教老师留思考题2~3个。

（三）甲沟炎和脓性指头炎

1. 病史询问要点　年龄、症状如局部红肿热痛、伴随症状、检查及治疗经过。

2. 体检要点　甲沟及指头肿胀。

3. 见习步骤及讨论

（1）将学生2~3人分成1组，去看准备的甲沟炎和脓性指头炎患者，完成询问病史及相关查体。

（2）回到示教室，每组选择1位学生汇报本组病例的病史，总结主诉及查体的阳性体征、辅助检查，小组的其他学生再做补充。

（3）最后由带教老师给予评价，指出不足或错误，并讲授正确的方法，让学生通过这个病例掌握甲沟炎和脓性指头炎的症状、体征，并提出讨论治疗方案。

4. 带教老师留思考题2~3个。

（鲁志刚）

见习七　烧伤——分度、创面处理、植皮、皮瓣分类

【见习目的】

（一）掌握

1. 烧伤的诊断和治疗原则。

2. 烧伤休克的补液方法。

3. 烧伤创面处理原则及其处理方法。

（二）熟悉

1. 烧伤的病理生理。

2. 烧伤的局部改变和全身反应。

（三）了解

烧伤的病理、临床表现和诊断、急救和预防。

【见习内容】

1. 烧伤深度判断。

2. 烧伤创面处理，包括清创、植皮、皮瓣转移等。

3. 烧伤补液方法。

【见习准备】

1. 教师安排烧伤病例，尽量选择有典型病史和体征较完善的病例。

2. 见习所需教具：扩张器模型、烧伤图片。

【见习步骤及安排】

1. 教师在示教室先给学生简要复习烧伤总论、烧伤深度的判断方法、烧伤创面的处理方法及原则，最后详细说明本次实习的目的、实习内容及见习整个过程的步骤。

2. 教师带领学生示教一例典型烧伤病例，示范如何通过询问病史、规范的体格检查，系统解读此病例，如何治疗及注意事项。

3. 学生分为5～6组，每组3～4人，分别查看指定的其他患者，包括各种烧伤的病例（如一度烧伤、浅二度烧伤、深二度烧伤的病例）。鼓励学生自己询问病史，进行规范的体格检查，给出治疗方案。

4. 每组推选一位学生汇报本组病例情况。最后由带教老师给予评价，指出错误并讲解。

5. 教师提供示教过程中的典型病例，并讲解烧伤分度、处理。

6. 学生提出疑问，请教师回答。

7. 教师总结本次见习内容，让学生预习下次内容。

【见习病例】

右上肢二度3%烧伤

1. 病史询问要点

（1）烧伤致伤原因、当时如何急救、病程中如何转运。

（2）伴随的症状：当时是否有其他复合伤，是否有发热、心率快、呼吸急促等症状。

（3）病情发展与演变：有无合并其他脏器功能的损伤。

（4）诊治经过：何时在何处接受过治疗，使用何种药物。

（5）鉴别诊断：是否为酸烧伤、碱烧伤、电烧伤。

（6）一般情况：精神、食欲及睡眠如何，大、小便情况如何。

2. 体检要点　体温、呼吸、心率、血压，神志是否清晰，尿量如何，肢端血运如何。观察创面情况，包括深度及烧伤面积估算。

3. 见习步骤及讨论

（1）病例临床特点

1）病史：患者，性别×，××岁，右上肢烧伤2h余。既往体健。患者2h前被热水烧伤右上肢，自行涂抹烧伤药膏（具体药名、药量不详），自觉效果欠佳，遂来我科。病程中无其他不适。

2）查体：体温36.5℃、呼吸20次/分、心率68次/分、血压110/70 mmHg，右上肢可见大小约8cm×10cm创面，部分表皮已剥脱，部分表皮残留，可见数个大小不一的水泡，创面潮红，有淡黄色渗出。

（2）诊断与鉴别诊断：

1）诊断：右上肢二度3%烧伤。

2）诊断依据

①病史：右上肢烧伤2h余。既往体健。患者2h前被热水烧伤右上肢，自行涂抹烧伤药膏（具体药名、药量不详），自觉效果欠佳，遂来我科。病程中无其他不适。

②体征：体温36.5℃、呼吸20次/分、心率68次/分、血压110/70 mmHg，右上肢可见大小约8cm×10cm创面，部分表皮已剥脱，部分表皮残留，可见数个大小不一的水泡，创面潮红，有淡黄色渗出。

3）鉴别诊断：患者右上肢烧伤诊断基本明确，我们要根据查体情况判断创面的深度及面积。初步诊断：右上肢二度3%烧伤。患者热水烧伤，与其他烧伤如酸烧伤、碱烧伤、电烧伤相鉴别。

（3）治疗

1）确定患者无其他并发损伤。

2）创面给予清创换药。

3）抗感染治疗。

4）患肢抬高。

5）随诊。

（陈　华）

见习八　麻醉、复苏

【见习目的】

（一）掌握

1. 临床麻醉工作的程序（包括麻醉前、中、后），初步掌握麻醉前病情判断、麻醉选择和麻醉管理。

2. 各种常用麻醉器械和监测仪器的使用。

3. 气管插管的方法及并发症。

4. 椎管内麻醉的概念、适应证与禁忌证、严重并发症。

5. 心肺复苏基本生命支持（BLS）的方法和原理。

（二）熟悉

1. 全身麻醉和椎管内麻醉的主要优缺点和适应证。

2. 椎管内麻醉穿刺技术。

3. 用局部麻醉药的药理特点、毒性反应及防治；

（三）了解

1. 神经阻滞麻醉技术（臂丛神经阻滞麻醉、颈丛神经阻滞麻醉方法）。

2. 肌肉松弛药的分类和使用原则及药理作用。

【见习内容】

1. 椎管内麻醉（硬膜外麻醉或蛛网膜下腔麻醉）

（1）适应证和禁忌证。

（2）穿刺方法。

（3）调节麻醉平面。

（4）并发症诊断及处理。

（5）解剖局麻药相关知识。

2. 全麻

（1）静脉复合麻醉。

（2）静脉麻醉。

（3）并发症及意外处理。

（4）掌握各麻醉方法的适应证及禁忌证。

（5）全麻用具的准备。

（6）了解气管内全麻。

（7）了解全麻中呼吸和循环的管理要点及一般处理。

3. 心肺复苏。

【见习准备】

1. 麻醉机；监护仪；喉镜；各种型号气管导管、支气管导管及双腔气管导管；吸痰用具；常用麻醉药品；椎管内麻醉用品：硬脊膜外穿刺包、腰麻穿刺包。

2. 硬膜外穿刺模拟人 1 个，硬膜外穿刺针 1 枚，腰穿针 1 枚，硬膜外导管 1 枚，注射器 5ml、10ml 各 1 个，50ml 药杯 1 个，针头 [5 号、7 号] 各 1 枚，消毒钳 1 把，纱布数块，棉球数个，洞巾 1 块。

3. 气管插管模拟人 1 个，麻醉喉镜 1 套，气管导管 [带套囊] 2~3 根，导管芯 1 根，牙垫 1 个，局麻喷枪 1 把，注射器 5ml、10ml 各 1 个，听诊器 1 个，模拟诱导药物 1 套。

4. 心肺复苏操作模拟人。

【见习步骤及安排】

1. 麻醉前访视

（1）主诉及现病史，个人史，既往史，即往手术麻醉史，治疗用药史。

（2）体格检查：一般项目，全身情况。

（3）实验室检查：三大常规、肝肾功能、血电解质、心电图检查。

（4）病情分级：根据美国麻醉医师协会（ASA）的标准将患者分为五级。

2. 常用麻醉药品　吸入麻醉药、静脉麻醉药、肌松药、麻醉性镇痛药、局部麻醉药。

3. 麻醉机

（1）麻醉机的用途。

（2）麻醉机基本结构（气源、控制部件、输送装置、监测装置、报警装置）。

（3）麻醉喉镜。

（4）气管导管。

（5）吸痰用具：讲解吸痰注意事项。

4. 椎管内麻醉

（1）硬膜外麻醉：

1）体位。

2）消毒铺巾。

3）直入法穿刺。

4）置管。

（2）腰穿

（3）持续硬膜外腔神经阻滞操作有关问题

1）穿刺针所经解剖层次：直入法，旁入法。

2）穿刺体位。

3）穿刺点定位：常用 4 个。

4）硬膜外导管留置长度 = 皮肤至硬膜外腔距离 + 留置在硬膜外腔长度。

5）拔管注意事项。

5. 气管插管术

（1）检查药品、器械。

（2）气管插管操作方法。

（3）气管插管术常见并发症。

6. 讲解示范心肺复苏的流程，模拟人训练心肺复苏操作。

（韩志强）

见习九　外科营养——肠内、肠外

【见习目的】

（一）掌握

掌握外科患者营养支持的适应证和并发症。

（二）熟悉

熟悉外科患者营养支持的适应证和并发症的防治。

（三）了解

1. 了解饥饿、手术创伤和感染对机体能量代谢的影响。

2. 了解患者营养状况的判定。

3. 了解营养支持的基本概念和对外科患者进行营养支持的方法。

【见习内容】

1. 饥饿、外科手术创伤和感染对机体能量代谢的影响。

2. 判定外科患者营养状况的方法。

3. 营养支持的基本概念、适应证、实施方法以及并发症的防治。

【见习准备】

1. 教师选择外科需要营养支持、营养治疗的病例，尽量选择有典型病史、体征较完善且实验室检查较为完整（如白蛋白、前白蛋白、周围血总淋巴细胞计数等）的病例，共 5～6 例。

2. 见习所需教具：计算器、卷尺。

【见习步骤及安排】

1. 教师在示教室先给学生简要复习营养状态的评定与监测、营养支持的方法、营养支持并发症的防治，最后详细说明本次实习的目的、实习内容及见习整个过程的步骤。

2. 教师带领学生示教一例典型重症胰腺炎病例，示范如何通过询问病史、规范的体格检查、系统解读检验报告来评估营养状态，然后通过营养状态的评估来理解支持的具体实施方案。

3. 学生分为 5～6 组，每组 3～4 人，分别查看指定的其他患者，包括肠梗阻、常见的外科术后需短期营养支持的病例（如胃肠吻合术后、胆肠吻合术后的病例）。鼓励学生自己询问病史，进行规范的体格检查，结合患者病史、体征分析解读检验报告。

4. 每组推选一位学生汇报本组病例情况，总结主要病史和阳性体征。小组其他成员进行补充。最后由带教老师给予评价，指出错误并讲解。

5. 教师提供示教过程中典型病例的实验室检查结果及辅助检查结果，并帮助学生分析各项检查的临床意义。

6. 学生提出疑问，请教师回答。

7. 教师总结本次见习内容，让学生预习下次内容。

【见习病例】

（一）急性重症胰腺炎

1. 病史询问要点

（1）结合营养状态，主要询问有无明显体重下降，近期食欲情况，禁食水期间的营养支持状况，另外可以结合胰腺炎的具体情况询问起病情况、时间和诱因：年龄、起病急、缓，从而进一步了解患者因全身炎症反应综合征带来的高代谢状态。

（2）伴随的症状：发热、心率快、呼吸急促等。

（3）病情发展与演变：有无合并其他脏器功能的衰竭。

（4）诊治经过：营养支持治疗的经过，有无定期监测营养状况。

（5）鉴别诊断：需与合并肠瘘、腹腔感染时的高代谢状态相鉴别。

（6）一般情况：精神、食欲及睡眠如何，小便情况如何。

2. 体检要点　体温、呼吸、心率、血压，神志是否清晰，体重下降程度。通过身高及体重计算 BMI，通过测量三头肌皮褶厚度来计算机体的脂肪存储，通过测量上臂肌肉周径来计算机体肌肉存储。

3. 见习步骤及讨论

（1）病例临床特点

1）病史：患者，性别 ×，× × 岁，突发左上腹持续性疼痛 20 天。既往有慢性胆囊炎、胆囊结石病史。患者病初就诊于当地医院，诊断为“急性重症胰腺炎”，给予持续胃肠减压、禁食水等治疗后症状仍无好转，后转入我院。现仍有发热、呼吸急促、腹胀明显，给予胃肠减压、禁食水、抑制胰液分泌、消炎对症等治疗。发病以来体重下降约 20 斤。

2）查体：体温 38.0℃、呼吸 30 次 / 分、心率 120 次 / 分、血压 150/95 mmHg，三头肌皮褶厚度为 5.6mm，腹部膨隆，无 Grey-Turner 征或 Cullen 征，左上腹压痛阳性，无反跳痛及肌紧张，肠鸣音减弱。

3）辅助检查：血常规示“WBC 20×10^9/L”；生化示“白蛋白 26g/L，前白蛋白 3g/L”，全腹 CT 示“胰腺广泛坏死，坏死组织内可见气泡影”。

（2）诊断与鉴别诊断

1）诊断：①急性重症胰腺炎；②胰周坏死合并感染；③胆囊结石；④中度营养不良。

2）诊断依据（主要是诊断营养不良）

①病史：

A. 病程中一直禁食水。

B. 病史 20 天，发病以来体重下降约 20 斤。

C. 病程中持续有全身炎症反应综合征的表现，如体温高、呼吸及心率快的表现，以及全身消耗的表现。

②体征：体温 38.0℃、呼吸 30 次 / 分、心率 120 次 / 分、血压 150/95 mmHg，三头肌皮褶厚度为 5.6mm，5.6mm 较正常值 8.3mm 减少 32.5%，属于中度营养不良。

3）鉴别诊断：

①胃十二指肠溃疡穿孔：板样腹和 X 线检查发现膈下游离气体是穿孔典型的表现。患者既往有溃疡病史，突发上腹刀割样疼痛，迅速蔓延至全腹部，明显腹膜刺激征，可以确诊。

②肠绞痛：以脐周为主，如为机械梗阻可伴有恶心、呕吐、腹胀，停止排气排便。腹部可见肠型及其蠕动波，肠鸣音亢进，可有高调肠鸣音，可闻气过水声，腹部平片提示有肠胀气和气液平面。

③急性胆囊炎；进食油腻食物后发作右上腹绞痛，向右肩或右腰部放射。体检时右上腹压痛、反跳痛、肌紧张，Murphy 征（+）。胆石症所致腹痛多在午夜发病，不少患者被误诊为“胃病”。超声检查可见胆囊壁炎症、增厚、胆囊内结石有助诊断。

（3）治疗

1）诊断明确后，评估营养物质需要量（讲解基础能量消耗的计算方法以及能量的临床校正系数）。

2）选择营养支持方法的原则：

①肠外与肠内营养两者之间优先选择肠内营养。

②周围静脉营养与中心静脉营养两者之间优先选用周围静脉营养。

③肠内营养不足时，可用肠外营养加强。

④营养需要量较高或期望短期内改善营养状况时可用肠外营养。

⑤营养支持时间较长应设法应用肠内营养。

3）肠外营养氮源和能源的选择。

4）肠内营养的优点、肠内营养制剂的分类、肠内营养物质的选择、肠内营养的输入途径。

5）肠外营养的并发症：导管性并发症、代谢性并发症、肝损害和胆汁淤积。

6）肠内营养的并发症：误吸、腹泻、水电解质失衡、血糖紊乱。

（靳君华　温林）

见习十　肿瘤——体表及良、恶性肿瘤诊断及治疗

【见习目的】

（一）掌握

体表及良、恶性肿瘤的病理临床特点、恶性肿瘤检查诊断步骤和治疗原则。

（二）熟悉

体表及良、恶性肿瘤的病因、临床表现及鉴别诊断。

（三）了解

恶性肿瘤的预防。

【见习内容】

甲状腺腺瘤、乳腺纤维瘤、乳腺癌、胃癌、结肠癌、直肠癌及常见的体表肿瘤等。

【见习准备】

教师选择见习内容中所要求疾病的病例，尽量选择有典型病史且体征及辅助检查结果（如心电图、X 线片、CT 片、MRI 片、各种生化指标及常规化验等）较完善的各种病例 1 ~ 2 例。

【见习步骤及安排】

1. 教师在示教室先给学生详细说明本次实习的目的、实习内容及见习整个过程的步骤。

2. 学生分为 5～6 组，每组 3～4 人，分别查看指定的恶性肿瘤术前患者，自己询问病史，进行体格检查。

3. 每组推选一位学生汇报本组病例情况，总结主要病史和阳性体征。小组其他成员进行补充。最后由带教老师给予评价，指出错误并讲解。

4. 教师提供示教过程中典型病例的实验室检查结果及辅助检查结果，并帮助学生分析各项检查的临床意义。

5. 学生提出疑问，教师回答。

【见习病例】

（一）脂肪瘤

1. 病史询问要点

（1）起病情况、时间和诱因：年龄、患病时间等。

（2）主要症状的特点：肿物出现的时间及性质。

（3）伴随症状：有无伴随症状。

（4）病情发展与演变：早期可无明显症状，后期可出现逐渐增大。

（5）诊治经过：初次就诊时间及治疗效果。

（6）鉴别诊断：需与纤维瘤、神经纤维瘤等疾病鉴别。

（7）一般情况：精神、食欲及睡眠如何，大小便情况如何。

2. 体检要点　体温、呼吸、心率、血压，体表肿瘤体征。

3. 见习步骤及讨论

（1）病例临床特点

1）无意中发现左前臂肿块 1 个月。

2）体征：左前臂可触及一肿物，约 2cm×2cm，质软，无触痛，表面光滑，与周围组织界限清楚，活动度良好。

3）辅助检查：B 超提示可能为左前臂皮下脂肪瘤。

（2）诊断与鉴别诊断

1）诊断：左前臂脂肪瘤

2）诊断依据：

①病史：无意中发现左前臂肿块 1 个月。

②体征：左前臂可触及一肿物，约 2cm×2cm，质软，无触痛，表面光滑，与周围组织界限清楚，活动度良好。

③辅助检查：B 超提示可能为左前臂皮下脂肪瘤。

3）鉴别诊断：需与纤维瘤、神经纤维瘤等疾病鉴别。

（3）治疗：因瘤体较小，脂肪瘤性质明确，位置浅表，可密切观察，暂不需手术。

（二）乳腺癌

1. 病史询问要点

（1）起病情况、时间和诱因：年龄、患病时间、初潮及绝经时间、孕产情况、环境因素及家族性乳腺肿瘤遗传史等。

（2）主要症状的特点：肿物或乳头溢液出现的时间及性质。

（3）伴随症状：乳头、乳晕异常、皮肤改变。

（4）病情发展与演变：早期可无明显症状，后期可出现腋窝淋巴结肿大。

（5）诊治经过：初次就诊时间及治疗效果。

（6）鉴别诊断：需与乳腺纤维腺瘤、乳腺囊性增生、浆细胞性乳腺炎等疾病加以鉴别。

（7）一般情况：精神、食欲及睡眠如何，大小便情况如何。

2. 体检要点　体温、呼吸、心率、血压，乳腺体征。

3. 见习步骤及讨论

（1）病例临床特点

1）中年妇女，无意中发现左乳房单发无痛性肿块1个月。

2）体征：左乳房外上象限皮肤约3cm×4cm呈橘皮样外观，内可触及一肿物，约2cm×2cm，质硬，无触痛，表面不光滑，与周围组织界限不清，活动度不佳，乳头无内陷，无分泌物；腋尖部可触及2枚肿大淋巴结，大小均为1cm×1cm左右，质硬，表面不光滑，无触痛，锁骨上未触及肿大淋巴结。

3）辅助检查：B超提示为左乳乳腺癌，大小约2cm×2cm，腋窝淋巴结转移，可探及2枚肿大淋巴结，大小均为1cm×1cm。肝、胆、胰、脾及双肾等未见明显异常。

（2）诊断与鉴别诊断

1）诊断：左乳腺癌

2）诊断依据

①病史：中年妇女，无意中发现左乳房单发无痛性肿块1个月。

②体征：左乳房外上象限皮肤约3cm×4cm呈橘皮样外观，内可触及一肿物，约2cm×2cm，质硬，无触痛，表面不光滑，与周围组织界限不清，活动度不佳，乳头无内陷，无分泌物；腋尖部可触及2枚肿大淋巴结，大小均为1cm×1cm左右，质硬，表面不光滑，无触痛，锁骨上未触及肿大淋巴结。

③辅助检查：B超提示为左乳乳腺癌，大小约2cm×2cm，腋窝淋巴结转移，可探及2枚肿大淋巴结，大小均为1cm×1cm。其余检查未见明显异常。

3）鉴别诊断：需与乳腺纤维腺瘤、乳腺结核、乳腺囊性增生病、浆细胞性乳腺炎相鉴别。

（3）治疗

1）手术治疗：术中先行肿物切除，并行冰冻病理学检查进一步明确诊断，若明确诊断为乳腺癌，宜行乳腺癌改良根治术。

2）化学药物治疗：浸润性乳腺癌伴腋窝淋巴结转移者是应用辅助化疗的指征。

3）内分泌治疗：激素依赖型肿瘤内分泌治疗效果好。

4）放射治疗。

5）生物治疗。

（金　山）

见习十一　神经外科疾病

【见习目的】

（一）掌握

1. 颅内压增高的机制、临床表现、诊断和治疗原则。
2. 高血压性脑出血的临床表现、治疗原则。
3. 颅骨骨折的临床表现、诊断及治疗原则。
4. 原发性与继发性脑损伤的发病机制、临床表现、诊断方法及治疗原则。
5. 脑损伤的病情观察方法和特殊监测手段，脑损伤的分级和急诊处理要求。

（二）熟悉

1. 颅内压增高的病理和病理生理变化。
2. 颅内血肿的临床表现、鉴别诊断、诊断方法。
3. 常见颅内肿瘤的诊断和治疗处理原则。
4. 颅内肿瘤的外科治疗原则。
5. 椎管内肿瘤的临床表现和治疗原则。
6. 自发性蛛网膜下腔出血的病因、诊断、临床表现，颅内动脉瘤的治疗原则。

（三）了解

1. 颅内压增高的亚低温治疗。
2. 急性脑疝形成的解剖学基础、病因、病理、临床表现、治疗原则。
3. 头皮损伤的诊断及处理方法。
4. 开放性脑损伤的诊断及处理方法。
5 . 颅脑损伤昏迷患者的护理和治疗。
6. 脑损伤的常用手术方法。
7. 颅内动静脉畸形、动静脉瘘、颈动脉狭窄等脑血管病的诊治。

【见习内容】

颅内高压和脑疝的形成机制、临床表现和治疗方法；颅脑损伤、脑血管病、颅内肿瘤、椎管内肿瘤的病史询问、体格检查、影像学图片的阅读以及治疗方案的学习。

【见习准备】

教师选择神经外科脑血管病、脑外伤、颅内和椎管内肿瘤以及先天性脑脊髓疾病的病例，尽量选择有典型病史且有较为完整的实验室检查和影像学检查的病例，共 5 ~ 6 例。颅脑结构解剖挂图，患者 CT、X 线、MRI、数字减影血管造影（DSA）影像学资料。

【见习步骤及安排】

1. 教师在示教室先给学生简要复习颅高压、脑疝的基础理论知识，复习颅脑外伤、脑血管病、脑和脊髓肿瘤、先天性脑脊髓疾病的发病、诊断、治疗、临床表现等基础知识；最后详细说明本次实习的目的、实习内容及见习步骤。

2. 教师带领学生示教颅内肿瘤、脑出血、颅脑外伤病例，示范如何通过询问病史、规范的体格检查、影像资料分析、系统解读检验报告来明确诊断，进行术前准备，术后针对患者情况给予术后处理，应用各种手段预防和治疗术后并发症。

3. 学生分为5～6组，每组3～4人，分别查看指定的其他患者，包括脑肿瘤、脑血管病、椎管肿瘤的病例（如脑内血肿清除术、开颅肿瘤切除术的病例），鼓励学生自己询问病史，进行规范的体格检查，结合患者病史、体征、辅助检查，做出诊断。

4. 每组推选一位学生汇报本组病例情况，总结主要病史和阳性体征。小组其他成员进行补充。最后由带教老师给予评价，指出错误并讲解。

5. 教师提供示教过程中典型病例的实验室检查结果及辅助检查结果，并帮助学生分析各项检查的临床意义。

6. 学生提出疑问，教师回答。

7. 教师总结本次见习内容，让学生预习下次内容。

【见习病例】

（一）右顶脑膜瘤

1. 病史询问要点

（1）病史：左侧肢体活动障碍3个月，加重伴抽风发作3天。

（2）主要的症状：左侧肢体活动障碍，抽风发作一次，持续3min，自行缓减。

（3）病情发展与演变：3个月前出现左侧肢体活动障碍，症状呈进行性加重，无语言障碍，无明显麻木，3天前出现抽风发作一次，自行缓减。

（4）诊治经过：就诊于神经外科门诊，头颅CT显示为右顶占位脑膜瘤，收住院治疗。

（5）鉴别诊断：与颅骨骨瘤、血管内皮细胞瘤、淋巴瘤相鉴别

（6）一般情况：精神、食欲及睡眠如何，小便情况如何。

2. 体检要点　体温、呼吸、心率、血压，神志是否清晰，双侧瞳孔情况，肢体活动情况，感觉、语言情况，生理反射和病理反射情况，视力、视神经盘、眼底情况。

3. 见习步骤及讨论

（1）病例临床特点

1）病史：患者，性别×，××岁，左侧肢体活动障碍3个月，加重伴抽风发作3天。既往有高血压病史。患者门诊就诊，头颅CT显示为右顶占位脑膜瘤，诊断为“右顶占位：脑膜瘤”，就诊住院治疗，行常规术前准备。

2）查体：体温37.0℃、呼吸30次/分、心率120次/分、血压150/95 mmHg，意识不清，浅昏迷，左侧肢体活动障碍，肌力3级，腱反射亢进，病理反射（+），余肢体活动正常。无失语。双侧瞳孔等大等圆，直径3 mm，光反应（+）。

3）辅助检查：头颅CT显示为右顶占位脑膜瘤。头颅MRI证实为右顶占位脑膜瘤。

（2）诊断与鉴别诊断

1）诊断：右顶占位脑膜瘤。

2）鉴别诊断：患者肿瘤位于功能区，有脑膜尾征，均匀强化，有边界，考虑脑膜瘤可能性大。

（3）治疗

1）完善术前相关检查。

2）择期开颅手术治疗。

3）术前准备：心血管、肺功能、肾功能、血糖、凝血功能评估；备皮，备血，导尿，药物皮试。

4）术后处理：止血、预防癫痫、预防感染、抑酸、降颅压、补液、营养神经治疗。

（二）高血压性脑出血

1. 病史询问要点

（1）有高血压病史或家族史，拒绝服药或不规律服药，血压控制不良。

（2）主要的症状：突发意识障碍、偏瘫、失语。

（3）病情发展与演变：症状呈进行性加重。

（4）诊治经过：急诊就诊，头颅 CT 显示为基底节区出血。

（5）鉴别诊断：与其他脑血管疾病相鉴别（颅内动脉瘤、血管畸形、烟雾病等）。

（6）一般情况：精神、食欲及睡眠如何，小便情况如何。

2. 体检要点　体温、呼吸、心率、血压，神志是否清晰，双侧瞳孔情况，肢体活动情况，语言情况。

3. 见习步骤及讨论

（1）病例临床特点

1）病史：患者，性别 ×，×× 岁，突发意识不清伴左侧肢体活动障碍 3h。既往有高血压病史。

2）查体：体温 37.0℃、呼吸 30 次 / 分、心率 120 次 / 分、血压 150/95 mmHg，意识不清，中度昏迷，左侧肢体偏瘫，肌力 0 级，病理反射（+），失语。右侧瞳孔散大，直径 5mm，光反应（–），左侧直径 3 mm，光反应（+）。小便失禁。

3）辅助检查：头颅 CT 显示为右侧基底节区出血。

（2）诊断与鉴别诊断

1）诊断：右侧基底节区脑出血；高血压疾病。

2）诊断依据：

①病史：突发意识不清伴左侧肢体活动障碍 3h。既往有高血压病史。

②查体：体温 37.0℃、呼吸 30 次 / 分、心率 120 次 / 分、血压 150/95 mmHg，意识不清，中度昏迷，左侧肢体偏瘫，肌力 0 级，病理反射（+），失语。右侧瞳孔散大，直径 5mm，光反应（–），左侧直径 3 mm，光反应（+）。小便失禁。

③辅助检查：头颅 CT 显示为右侧基底节区出血。

3）鉴别诊断：

①癫痫：有癫痫发作史。患者以抽搐及意识障碍为典型表现。脑 CT 可无异常表现，脑电图检查可鉴别。

②颅内肿瘤患者可有进行性视力下降，头痛病史，无意识障碍，CT 及 MRI 检查有典型表现。结合外伤史可与上述疾病相鉴别。

（3）治疗

1）患者瞳孔不等大，脑疝，具备急诊手术指征。

2）术前准备：心血管、肺功能、肾功能、血糖、凝血功能评估；备皮，备血，导尿。

3）术后处理：止血、预防癫痫、预防感染、抑酸、降颅压、补液、营养神经治疗。

4）术后并发症：肺感染、消化道出血、颅内再次出血、脑梗死、脑水肿、颅内感染、双下肢深静脉血栓、癫痫等。

（三）急性闭合性颅脑外伤

右颞硬膜外血肿、右颞骨折、蛛网膜下腔出血。

1. 病史询问要点

（1）有明确外伤史。

（2）主要的症状：外伤后头痛、头晕加重伴意识障碍。

（3）病情发展与演变：症状呈进行性加重。

（4）诊治经过：急诊就诊，头颅CT显示为右颞硬膜外血肿、右颞骨折、蛛网膜下腔出血。

（5）鉴别诊断：结合外伤史，诊断较为明确。

（6）一般情况：精神、食欲及睡眠如何，小便情况如何。

2. 体检要点　体温、呼吸、心率、血压，神志是否清晰，双侧瞳孔情况，肢体活动情况，语言情况，头皮损伤情况，全身其他部位损伤。

3. 见习步骤及讨论

（1）病例临床特点

1）病史：患者，性别×，××岁，摔伤后头痛、头晕5h，加重伴意识障碍30min。既往体健。患者急诊就诊，头颅CT显示为右颞硬膜外血肿、右颞骨折、蛛网膜下腔出血，诊断为“急性闭合性中型颅脑外伤：右颞硬膜外血肿，右颞骨折，蛛网膜下腔出血”，小便失禁，就诊住院治疗，行急诊术前准备。

2）查体：体温37.0℃、呼吸30次/分、心率120次/分、血压150/95 mmHg，意识不清，中度昏迷。右侧瞳孔散大，直径5mm，光反应（－），左侧直径3mm，光反应（＋）。痛刺激肢体可屈曲。

3）辅助检查：右颞硬膜外血肿、右颞骨折、蛛网膜下腔出血。

4）鉴别诊断：结合外伤史，诊断较为明确。

（2）诊断：急性闭合性中型颅脑外伤，右颞硬膜外血肿、右颞骨折、蛛网膜下腔出血。

（3）治疗

1）患者瞳孔不等大，脑疝，具备急诊手术指征。

2）术前准备：心血管、肺功能、肾功能、血糖、凝血功能评估；备皮，备血，导尿。

3）术后处理：止血、预防癫痫、预防感染、抑酸、降颅压、补液、营养神经治疗。

4）术后并发症：肺感染、消化道出血、颅内再出血、脑梗死、脑水肿、颅内感染、双下肢深静脉血栓、癫痫等。

（白　杰）

见习十二　甲状腺疾病和乳房、周围血管及淋巴管疾病

【见习目的】

（一）掌握

1. 乳房的正确检查方法。

2. 乳腺癌的临床表现、转移途径、早期诊断及治疗原则。

3. 下肢静脉曲张的临床表现、诊断和治疗；血栓闭塞性脉管炎的临床表现、诊断和治疗。

（二）熟悉

1. 甲状腺结节的诊断和处理原则。

2. 甲状腺功能亢进的外科治疗原则。

3. 甲状腺癌的临床表现；乳房的特殊检查方法。

4. 乳房肿块的鉴别诊断要点。

5. 急性乳房炎的病因、临床表现、预防及治疗原则；乳房囊性增生病的临床表现。

（三）了解

1. 颈部解剖分区及各区常见肿块的性质。

2. 甲状腺解剖生理概要。

3. 亚急性甲状腺炎、慢性淋巴细胞性甲状腺炎的临床表现及治疗原则。

4. 乳房的局部解剖及淋巴引流途径。

5. 乳房纤维腺瘤及导管内乳头状瘤的临床表现。

6. 下肢缺血性和淤血性疾病的病因、病理、鉴别诊断；动脉栓塞的临床表现、诊断和治疗；深静脉血栓形成的病因、病理、临床表现、诊断和治疗；损伤性动静脉瘘的临床表现、诊断和治疗。

【见习内容】

学习询问甲状腺疾病和乳房、周围血管及淋巴管疾病的病史，进行体格检查，阅读影像学图片和制订治疗方案。

【见习准备】

1. 教师选择甲状腺疾病和乳房、周围血管及淋巴管疾病病例，尽量选择有典型病史、体征较完善且带有辅助检查结果的病例（如彩超、CT、MRI 及各种生化指标和常规化验等），共 3 ~ 4 例。

2. 见习所需教具：教科书；投影仪、幻灯、阅片灯；典型病历的部分影像学资料（CT、X 线片、B 超、磁共振等）。

【见习步骤及安排】

1. 教师在示教室先给学生详细说明本次实习的目的、实习内容及见习整个过程的步骤。

2. 教师带领学生示教甲状腺疾病和乳房、周围血管及淋巴管疾病典型的病例各一例，示范如何询问病史，体格检查的要点和方法。

3. 学生分为 5 组，每组 3 ~ 4 人，分别查看指定相关疾病患者，自己询问病史，进行体格检查。

4. 每组推选一位学生汇报本组病例情况，总结主要病史和阳性体征。小组其他成员进行补充。最后由带教老师给予评价，指出错误并讲解。

5. 教师提供示教过程中典型病例的实验室检查结果及辅助检查结果，并帮助学生分析各项检查的临床意义。

6. 学生提出疑问，教师回答。

【见习病例】

（一）结节性甲状腺肿

1. 病史询问要点

（1）有无甲状腺不同程度的肿大。

（2）肿大的结节是否对周围器官引起压迫症状。

2. 体检要点　主要是颈部甲状腺的查体：甲状腺不同程度的肿大，肿大的位置、大小，质地如何，是否随吞咽上下移动，压迫周围器官出现的症状如呼吸困难、吞咽困难、声音嘶哑等。

3. 见习步骤及讨论

（1）病例临床特点

1）病史：患者，性别 ×，× × 岁，发现双侧颈部肿物 2 年。

2）查体：双侧颈部可及明显肿物，右侧为著，约有鸡蛋大小，质软，并随吞咽上下移动，略有呼吸困难症状，未出现吞咽困难、声音嘶哑等。

3）辅助检查：甲状腺功能测定各项指标正常，彩超提示“双侧甲状腺囊实性结节伴钙化——结节性甲状腺肿？”，胸片示“气管略向左侧移动”。

（2）诊断与鉴别诊断

1）诊断：结节性甲状腺肿。

2）诊断依据：

①病史：患者，性别 ×，× × 岁，发现双侧颈部肿物 2 年。

②查体：双侧颈部可及明显肿物，右侧为著，约有鸡蛋大小，质软，并随吞咽上下移动，未出现压迫周围器官的症状如呼吸困难、吞咽困难、声音嘶哑等。

③辅助检查：甲状腺功能测定各项指标正常，彩超提示“双侧甲状腺囊实性结节——结节性甲状腺肿？”。

3）鉴别诊断：甲状腺功能亢进，多有甲状腺弥漫性肿大、性情急躁、容易激动、失眠、两手颤动、怕热、多汗、皮肤潮湿、食欲亢进但却消瘦、体重减轻、心悸、脉搏有力、脉压增大、内分泌紊乱以及无力、易疲劳、出现肢体近端萎缩等表现。基础代谢率测定≥20%。

（3）治疗：此患者行双侧甲状腺肿物手术切除、术中冰冻。

（二）甲状腺功能亢进

1. 病史询问要点

（1）发现有无甲状腺弥漫性肿大，有无眼球突出。

（2）是否出现性情急躁、容易激动、失眠、两手颤动、怕热、多汗、皮肤潮湿、食欲亢进但却消瘦、体重减轻、心悸、脉搏有力、脉压增大、内分泌紊乱以及无力、易疲劳、出现肢体近端萎缩等症状。

2. 体检要点　主要是颈部甲状腺弥漫性肿大的检查，有无眼球突出表现；有无性情急躁、容易激动、失眠、两手颤动、怕热、多汗、皮肤潮湿、食欲亢进但却消瘦、体重减轻、心悸、脉搏有力、脉压增大、内分泌紊乱以及无力、易疲劳、出现肢体近端萎缩等症状。

3. 见习步骤及讨论

（1）病例临床特点

1）病史：患者，性别 ×，× × 岁，发现颈部肿大 3 年，眼球突出半年。

2）查体：双侧颈部甲状腺弥漫性肿大，呈对称性，双侧肿大均有拳头大小，眼球突出明显；并有性情急躁、容易激动、失眠、两手颤动、怕热、多汗、皮肤潮湿、食欲亢进但却消瘦、体重减轻、心悸、脉搏有力、脉压增大、内分泌紊乱以及无力、易疲劳、出现肢体近端萎缩等症状。

3）辅助检查：基础代谢率测定 40%，血清 T_3 高于正常 4 倍，T_4 为正常的 2 倍半。彩超提示“双侧甲状腺明显弥漫性肿大——甲状腺功能亢进？”

（2）诊断与鉴别诊断

1）诊断：甲状腺功能亢进。

2）诊断依据：

①病史：发现颈部肿大 3 年，眼球突出半年。

②查体：双侧颈部甲状腺弥漫性肿大，呈对称性，双侧肿大均有拳头大小，眼球突出明显；并有性情急躁、容易激动、失眠、两手颤动、怕热、多汗、皮肤潮湿、食欲亢进但却消瘦、体重减轻、心悸、脉搏有力、脉压增大、内分泌紊乱以及无力、易疲劳、出现肢体近端萎缩等症状。

③辅助检查：基础代谢率测定 40%，血清 T_3 高于正常 4 倍，T_4 为正常的 2 倍半。彩超提示“双侧甲状腺明显弥漫性肿大——甲状腺功能亢进？”。

3）鉴别诊断：结节性甲状腺肿，颈部可及明显肿物，质软，并随吞咽上下移动，可有或无压迫周围器官的症状如呼吸困难、吞咽困难、声音嘶哑等。辅助检查：甲状腺功能测定各项指标正常，彩超提示“甲状腺结节——结节性甲状腺肿？”。

（3）治疗：完善的术前准备后，可考虑行甲状腺大部分切除。

（三）乳腺癌

1. 病史询问要点　询问患者年龄，患侧有无发现无痛性肿块，肿块是否逐渐增大，是否有肺、骨、肝转移的相应症状。

2. 体检要点　主要是患侧乳腺的查体：乳腺无痛肿块，肿块的位置、大小，质地如何，界限活动度如何，局部皮肤是否有橘皮样改变，是否有破溃出血，患侧淋巴结是否有肿大，是否有肺、骨、肝转移的相应症状。

3. 见习步骤及讨论

（1）病例临床特点

1）病史：患者，性别女，56 岁，发现右侧乳腺肿物 7 个月。

2）查体：右侧乳腺外上象限可及一肿块，约有红枣大小，质硬，周围界限欠清，活动度差，局部皮肤无橘皮样改变，无破溃出血，患侧淋巴结未及肿大。

3）辅助检查：彩超和钼靶提示“右侧乳腺占位伴钙化——癌可能性大”。

（2）诊断与鉴别诊断

1）诊断：右侧乳腺癌。

2）诊断依据：

①病史：患者女性，56 岁，发现右侧乳腺肿物 7 个月。

②查体：右侧乳腺外上象限可及一肿块，约有红枣大小，质硬，周围界限欠清，活动度差，局部皮肤无橘皮样改变，无破溃出血，患侧淋巴结未及肿大。

③辅助检查：彩超和钼靶提示“右侧乳腺占位伴钙化——癌可能性大”。

3）鉴别诊断：

①乳腺纤维腺瘤：常见青年女性，肿瘤多为圆形或椭圆形，边界清楚，活动度大，发展缓慢。

②乳腺囊性增生病：多见中年妇女，乳房胀痛，肿块呈周期性，与月经有关，肿块或局部乳腺增厚，与周围乳腺组织分界不明显。

③浆细胞性乳腺炎：呈急性炎症表现，肿块大时皮肤可呈橘皮样改变，转为慢性炎症时可出现乳晕旁肿块，边界不清，有皮肤粘连和乳头凹陷。

（3）治疗：此患者行右侧乳腺肿物手术切除、术中冰冻，若为恶性行乳腺癌根治术，后续根据病理结果可行化疗、放疗、内分泌治疗、生物治疗等。

（四）原发性下肢静脉曲张

1. 病史询问要点

（1）有无下肢沉重、疲劳、胀痛等症状。

（2）下肢浅静脉有无伸长、迂曲而呈曲张状态。

（3）是否有从事持久站立工作、体力活动强度高或久坐少动的工作。

（4）是否患侧皮肤出现萎缩、脱屑、瘙痒、色素沉着、皮肤和皮下组织硬结、湿疹和溃疡形成。

2. 体检要点　主要是患者下肢浅静脉的查体。下肢浅静脉有无伸长、迂曲而呈曲张状态，有无下肢沉重、疲劳、胀痛等症状；是否有患侧皮肤出现萎缩、脱屑、瘙痒、色素沉着、皮肤和皮下组织硬结、湿疹和溃疡形成。

3. 见习步骤及讨论

（1）病例临床特点

1）病史：患者，性别 ×，×× 岁，左下肢浅静脉伸长、迂曲而呈曲张改变 4 年。

2）查体：左下肢浅静脉明显伸长、迂曲而呈曲张状态，并左下肢沉重、疲劳、胀痛等症状；左下肢皮肤出现萎缩、脱屑、瘙痒、色素沉着，无皮肤和皮下组织硬结、湿疹和溃疡形成。

3）辅助检查：彩超提示"左侧下肢大隐静脉曲张"。

（2）诊断与鉴别诊断

1）诊断：左侧下肢原发性大隐静脉曲张。

2）诊断依据：

①病史：左下肢浅静脉伸长、迂曲而呈曲张改变 4 年。

②查体：左下肢浅静脉明显伸长、迂曲而呈曲张状态，并有左下肢沉重、疲劳、胀痛等症状；左下肢皮肤出现萎缩、脱屑、瘙痒、色素沉着，无皮肤和皮下组织硬结、湿疹和溃疡形成。

③辅助检查：彩超提示"左侧下肢大隐静脉曲张"。

④ Trendelenburg 实验、Perths 实验和 Pratt 实验助诊。

3）鉴别诊断：

①原发性下肢深静脉瓣膜功能不全：症状重，做下肢活动静脉测压实验时，站立活动后压力不能降至正常，另外下肢静脉造影能观察深静脉瓣膜关闭不全的特殊现象。

②下肢深静脉血栓形成：早期伴肢体明显肿胀，血栓再通过程中，可伴有活动后肢体肿胀，可行双下肢静脉彩超或下肢静脉造影检查。

③动静脉瘘：患肢皮温升高，局部有时可扪及震颤或有血管杂音，浅静脉压力明显上升，静脉血的含氧量增高。

（3）治疗：此患者行大隐静脉高位结扎剥脱及激光闭合术。

（五）血栓闭塞性脉管炎

1. 病史询问要点　患者是否有以下呈周期性的症状：患肢怕冷、皮肤温度降低、皮肤色泽苍白或发绀、感觉异常、患肢疼痛呈间歇性跛行或静息痛、患肢缺血改变、患肢远侧动脉搏动减弱或消失、患肢在发病过程中出现复发性游走性浅静脉炎等。患者是否有吸烟嗜好，是否长期处于寒冷、潮湿生活环境，或有慢性感染和损伤病史等。患者是否为青壮年患者。

2. 体检要点　主要是患肢的查体。患肢出现呈周期性的症状：患肢怕冷、皮肤温度降低、皮肤色泽苍白或发绀、感觉异常、患肢疼痛呈间歇性跛行或静息痛、患肢缺血改变、患肢远侧动脉搏动减弱或消失、患肢在发病过程中出现复发性游走性浅静脉炎等。

3. 见习步骤及讨论

（1）病例临床特点

1）病史：患者，性别 ×，×× 岁，左下肢怕冷、发绀、间歇性跛行、静息痛 2 年，伴局部皮肤溃疡形成 2 个月。

2）查体：左下肢出现呈周期性的症状。怕冷、皮肤温度降低、皮肤色泽苍白或发绀、感觉异常、左下肢疼痛呈间歇性跛行或静息痛，左下肢局部呈缺血改变，并有溃疡形成，左下肢远侧动脉搏动减弱。

3）辅助检查：彩超和下肢动脉造影均提示"左下肢动脉呈多节段狭窄或闭塞改变，考虑左下肢血栓闭塞性脉管炎"。

（2）诊断与鉴别诊断

1）诊断：左下肢血栓闭塞性脉管炎。

2）诊断依据：

①病史：左下肢怕冷、发绀、间歇性跛行、静息痛 2 年，伴局部皮肤溃疡形成 2 个月。

②查体：左下肢出现呈周期性的症状。怕冷、皮肤温度降低、皮肤色泽苍白或发绀、感觉异常、左下肢疼痛呈间歇性跛行或静息痛，左下肢局部呈缺血改变，并有溃疡形成，左下肢远侧动脉搏动减弱。

③辅助检查：彩超和下肢动脉造影均提示"左下肢动脉呈多节段狭窄或闭塞改变，考虑左下肢血栓闭塞性脉管炎"。

3）鉴别诊断：

①动脉粥样硬化性闭塞：发病年龄多为 45 岁，常伴有冠状动脉粥样硬化、高血压、高脂血症或糖尿病，病变常位于大、中动脉，X 线检查可显示动脉壁有钙化斑块。

②多发性大动脉炎：多见于青年女性，活动期常有红细胞沉降率增加，免疫球蛋白升高，动脉造影可见动脉及其主要分支开口处狭窄或阻塞。

③糖尿病足：有糖尿病病史及其临床表现，且有尿糖阳性、血糖升高等。

（3）治疗

1）严格戒烟、防止受冷、受潮和外伤，患肢适度锻炼，止痛等对症治疗。

2）中医中药治疗、扩张血管及抑制血小板聚集药、抗生素治疗。

3）高压氧疗法。

4）手术疗法：腰交感神经切除术、动脉重建术。

5）创面处理。

（张　瑞）

见习十三　心胸外科疾病

【见习目的】

（一）掌握

肋骨骨折、气胸、血胸、脓胸、支气管扩张、肺癌、食管癌、室间隔缺损、法洛四联症、二尖瓣狭窄、主动脉瓣狭窄、冠状动脉粥样硬化症的病史采集、临床表现、诊断及治疗原则。

（二）熟悉

1. 肋骨骨折病因、血胸的来源及病理生理、气胸的定义及分类。

2. 肺损伤诊断及治疗。

3. 胸壁结核病理生理、临床表现及治疗。

4. 肺结核手术适应证、禁忌证。

5. 肺癌病理特点、转移方式。

6. 食管癌病理特点及转移方式。

7. 纵隔解剖及分区、常见原发纵隔肿瘤特点。

8. 动脉导管未闭定义及体征，房间隔缺损病理体征，慢性缩窄性心包炎病理生理及临床表现，二尖瓣关闭不全病因、病理生理及临床表现。

（三）了解

1. 肺损伤的病理变化及治疗方法、创伤性窒息的临床表现及治疗、膈肌损伤诊断及治疗、漏斗胸治疗、肺大泡病理及治疗。

2. 食管憩室分类特点、贲门失迟缓症的外科治疗。

3. 肺动脉口狭窄病理生理、体征及治疗，主动脉窦瘤手术适应证，心脏黏液瘤外科治疗。

【见习内容】

肋骨骨折、气胸、血胸、脓胸、支气管扩张、肺癌、食管癌、室间隔缺损、法洛四联症、二尖瓣狭窄、主动脉瓣狭窄、冠状动脉粥样硬化症。

【见习准备】

带教老师准备肋骨骨折、气胸、血胸、脓胸、支气管扩张、肺癌、食管癌、室间隔缺损、法洛四联症、二尖瓣狭窄、主动脉瓣狭窄、冠状动脉粥样硬化症的病例各 1～2 例，尽量选择病史典型的病例，具有完善的辅助检查，如胸片、心脏彩超、肿瘤标志物等；学生需要预习实习内容及病历书写的相关教科书内容。

【见习步骤及安排】

1. 教师在示教室集中学生，讲解本次实习的内容、目的、要求。在医疗行为中，注意保护性医疗制度，注意保护患者的隐私，关心体贴患者，取得患者的配合。要求学生通过本次实习掌握肋骨骨折、气胸、血胸、脓胸、支气管扩张、肺癌、食管癌、室间隔缺损、法洛四联症、二尖瓣狭窄、主动脉瓣狭窄、冠状动脉粥样硬化症的病史采集、查体要点、辅助检查、临床表现、诊断及治疗原则；熟悉肋骨骨折病因，血胸的来源及病理生理，气胸的定义及分类，心脏损伤诊断及治疗，胸壁结核病理生理、临床表现及治疗，肺结核手术适应证、禁忌证，肺癌病理特点及转移方式，食管癌病理特点及转移方式，纵隔解剖及分区、常见原发纵隔肿瘤特点，动脉导管未闭定义及体征，房间隔缺损病理体征，慢性缩窄性心包炎病理生理及临床表现，二尖瓣关闭不全病因、病理生理及临床表现。

2. 带教老师带领学生查看 1 位食管癌或肺癌的典型患者，示范询问病史、相关查体的方法与要点。回到示教室利用多媒体示教该患者的辅助检查结果，帮助学生分析辅助检查的临床意义、诊断依据、鉴别诊断及治疗原则。

3. 将学生 2～3 人分成 1 组，去查看准备的肋骨骨折、气胸、血胸、脓胸、支气管扩张、肺癌、食管癌、室间隔缺损、法洛四联症、二尖瓣狭窄、主动脉瓣狭窄、冠状动脉粥样硬化症的患者，完成询问病史及相关查体。回到示教室，结合辅助检查，每组选择 1 位学生汇报本组病例的病史，总结主诉及查体的阳性体征、辅助检查，小组的其他学生再做补充。最后由带教老师给予评价，指出不足或错误，并讲授正确的方法，让学生通过本次实习掌握肋骨骨折、气胸、血胸、脓胸、支气管扩张、肺癌、食管癌、室间隔缺损、法洛四联症、二尖瓣狭窄、主动脉瓣狭窄、冠状动脉粥样硬化症的症状、体征，并提出讨论治疗方案。

【见习病例】

（一）胸部损伤

1. 病史询问要点　受伤部位，撞击力量，症状如呼吸困难、咯血等，检查及治疗经过。

2. 体检要点　胸部望、触、叩、听，注意胸廓外形、气管偏移、皮下气肿，叩诊音、呼吸音及心音变化。

3. 见习步骤及讨论

（1）病例临床特点

1）病史：患者，性别 ×，× × 岁，左侧胸部外伤 4h。既往体健。

2）查体：心率 120 次 / 分，血压 80/45 mmHg，左侧胸壁皮肤有擦痕，伴有皮下淤血。

3）辅助检查：血常规提示“Hb 78 g/L”，胸部CT提示“左侧胸腔积液，考虑为左侧血胸”。

（2）诊断与鉴别诊断

1）诊断：左侧胸部外伤、左侧血胸、低血容量休克。

2）诊断依据：

①病史：左侧胸部外伤 4h。既往体健。

②体征：心率 120 次 / 分，血压 80/45 mmHg，左侧胸壁皮肤有擦痕，伴有皮下淤血。

③辅助检查：血常规提示“Hb 78g/L”，胸部CT提示“左侧胸腔积液，考虑为左侧血胸”。

3）鉴别诊断：

①创伤性湿肺：可有呼吸急促、血氧低等表现，需与胸部外伤鉴别。

②合并脾外伤：可有腹痛等表现，腹部 CT 有助于诊断。

（3）治疗：急诊开胸探查止血。

（二）肺癌

1. 病史询问要点　年龄，吸烟史，家族史，症状如咳嗽、咳痰、咯血、消瘦症状等，检查及治疗经过。

2. 体检要点　胸部望、触、叩、听，注意听诊，及锁骨上淋巴结检查。

3. 见习步骤及讨论

（1）病例临床特点

1）病史：患者，性别 ×，× × 岁，咳嗽、咳痰、痰中带血 3 个月。既往有吸烟史。

2）查体：心率 80 次 / 分，血压 120/80 mmHg，双肺呼吸音清。

3）辅助检查：胸部 CT 提示“左肺中央型肺癌”。

（2）诊断与鉴别诊断

1）诊断：肺癌。

2）诊断依据：

①病史：患者，性别 ×，× × 岁，咳嗽、咳痰、痰中带血 3 个月。既往有吸烟史。

②体征：心率 80 次 / 分，血压 120/80 mmHg，双肺呼吸音清。

③辅助检查：胸部 CT 提示“左肺中央型肺癌”。

3）鉴别诊断：

①肺结核：肺结核球易于与周围型肺癌混淆，肺结核球多见于青年，病程长，发展缓慢。

②肺部炎症：肺癌产生的阻塞性肺炎，容易被诊断为支气管炎。

（3）治疗：包括手术治疗、放射治疗、化学治疗、靶向治疗。

（三）食管癌

1. 病史询问要点　年龄，家族史，注意有进行性吞咽困难、胸痛、呛咳、声音嘶哑等，检查及治疗经过。

2. 体检要点　胸部查体多无明显阳性体征。

3. 见习步骤及讨论

（1）病例临床特点

1）病史：患者，性别 ×，×× 岁，进行性吞咽困难 3 个月。既往体健。

2）查体：心率 80 次 / 分，血压 120/80 mmHg，双肺呼吸音清，腹部无压痛。

3）辅助检查：纤维胃镜 + 活检提示“食管中段癌”。

（2）诊断与鉴别诊断

1）诊断：食管癌。

2）诊断依据：

①病史：患者，×× 岁，进行性吞咽困难 3 个月。既往体健。

②体征：心率 80 次 / 分，血压 120/80 mmHg，双肺呼吸音清，腹部无压痛。

③辅助检查：纤维胃镜 + 活检提示“食管中段癌”。

3）鉴别诊断：

①食管良性肿瘤：病程长，发展缓慢。

②食管良性狭窄：通过食管钡餐和纤维食管镜检查来鉴别。

（3）治疗：包括手术治疗、放射治疗、化学治疗、放化疗联合。

（四）室间隔缺损

1. 病史询问要点　年龄，症状如反复呼吸道感染及发育障碍表现等，检查及治疗经过。

2. 体检要点　心脏查体：胸骨左缘第 3、4 肋间可闻及收缩期杂音，伴有震颤。肺动脉第二音亢进。

3. 见习步骤及讨论

（1）病例临床特点

1）病史：患者，性别 ×，×× 岁，咳嗽、心悸 3 个月。

2）查体：心率 110 次 / 分，心脏听诊可闻及全收缩期杂音。

3）辅助检查：心脏超声多普勒提示“室间隔缺损”。

（2）诊断与鉴别诊断

1）诊断：室间隔缺损。

2）诊断依据：

①病史：患者，×× 岁，咳嗽、心悸 3 个月。

②体征：心率 110 次 / 分，心脏听诊可闻及全收缩期杂音。

③辅助检查：心脏超声多普勒提示“室间隔缺损”。

3）鉴别诊断：

①肺炎：可有咳嗽、咳痰、发热，但无明显肺动脉高压症状。

②动脉导管未闭：胸骨左缘第 2 肋间闻及粗糙的连续性机器样杂音，以收缩期最为响亮，向颈背部传导，常扪及连续性震颤。

（3）治疗：包括心内直视手术、介入封堵等治疗方法。

（鲁志刚）

见习十四 胃肠道疾病

【见习目的】

（一）掌握

1. 阑尾炎的病因和病理、临床表现、诊断和鉴别诊断、治疗原则。
2. 胃癌的临床表现、诊断要点和鉴别诊断。
3. 胃溃疡、十二指肠溃疡的外科治疗原则。
4. 胃、十二指肠溃疡并发穿孔、大出血、幽门梗阻时的临床表现及治疗原则。
5. 肠梗阻的临床表现、诊断要点和鉴别诊断。
6. 结肠癌的临床表现、诊断要点和鉴别诊断。
7. 直肠癌的临床表现、诊断要点和鉴别诊断。

（二）熟悉

1. 外科患者阑尾炎手术的适应证与并发症。
2. 胃癌的病因、病理和治疗。
3. 胃、十二指肠溃疡的临床表现。
4. 肠梗阻的病因、分类，治疗原则。
5. 粘连性肠梗阻、肠蛔虫堵塞、肠扭转及肠套叠的区别。
6. 结肠癌的病因、病理和治疗。
7. 直肠癌的病因、病理和治疗。

（三）了解

1. 特殊类型阑尾炎、慢性阑尾炎的特点和处理原则。
2. 胃、十二指肠溃疡的病因及发病机制。
3. 肠梗阻的病理生理改变。

【见习内容】

1. 急性阑尾炎、慢性阑尾炎、特殊类型的阑尾炎。
2. 胃癌。
3. 胃十二指肠溃疡、急性胃十二指肠溃疡穿孔、胃十二指肠溃疡大出血、幽门梗阻。
4. 肠梗阻。

【见习准备】

教师选择外科各型阑尾炎、胃癌、胃十二指肠溃疡、肠梗阻、结肠癌、直肠癌的病例，尽量选择有典型病史、体征较完善、有较为完整的实验室检查的病例，各5~6例。

【见习步骤及安排】

1. 教师在示教室先给学生简要复习各型阑尾炎的病因和病理、临床表现、诊断和鉴别诊断、治疗原则；外科患者阑尾炎手术的适应证与并发症；胃癌的诊断、鉴别诊断与治疗，胃癌术后并发症的防治；胃十二指肠疾病的诊断与治疗；肠梗阻的诊断、鉴别诊断与治疗，肠梗阻手术方式与术后并发症的防治；结肠癌、直肠癌的诊断与鉴别诊断，结肠癌、直肠癌的治疗方案。最后详细说明本次实习的目的、实习内容及见习整个过程的步骤。

2. 教师带领学生示教

（1）示教一例典型阑尾炎病例，示范如何通过询问病史、规范的体格检查、系统解读检验报告来诊断与鉴别诊断阑尾炎，然后通过查体和影像学检查的结果来制订具体实施方案。

（2）示教一例典型胃癌、结肠癌、直肠癌病例，示范如何通过询问病史、规范的体格检查、系统解读检验报告来评估肿瘤分期，然后通过评估来制订具体治疗方案。

（3）示教一例典型的胃、十二指肠疾病病例，示范如何通过询问病史、规范的体格检查、系统解读检验报告来诊断与治疗十二指肠疾病，然后通过评估制订具体实施方案。

（4）示教一例典型的肠梗阻病例，示范如何通过询问病史、规范的体格检查、系统解读检验报告来评估患者全身情况，然后通过评估来制订具体治疗方案。

3. 学生分为5～6组，每组3～4人，分别查看指定的其他患者，鼓励学生自己询问病史，进行规范的体格检查，结合患者病史、体征分析解读检验报告。

4. 每组推选一位学生汇报本组病例情况，总结主要病史和阳性体征，小组其他成员进行补充。最后由带教老师给予评价，指出错误并讲解。

5. 教师提供示教过程中典型病例的实验室检查结果及辅助检查结果，并帮助学生分析各项检查的临床意义。

6. 学生提出疑问，教师回答。

7. 教师总结本次见习内容，让学生预习下次内容。

【见习病例】

（一）阑尾炎疾病

1. 病史询问要点

（1）结合患者病情，询问有无明显转移性右下腹痛，疼痛情况。有无恶心、呕吐、腹泻。

（2）伴随的症状：发热、心率快、呼吸急促等。

（3）病情发展与演变：有无高热、腹膜刺激征。

（4）诊治经过：阑尾炎诊断的经过，特殊阑尾炎的诊疗办法。

（5）鉴别诊断：需与胃十二指肠穿孔、右侧输尿管结石、妇科疾病等鉴别诊断。

（6）一般情况：精神、食欲及睡眠如何，小便情况如何。

2. 体检要点　体温、呼吸、心率、血压，神志是否清晰，有无恶心、呕吐、腹泻。有无麦氏点压痛、反跳痛。有无腹膜炎、肌紧张。

3. 见习步骤及讨论

（1）病史：患者，性别 ×，×× 岁，无明显诱因突发下腹部疼痛 8h，后疼痛转移至右下腹，既往患者无特殊疾病史，就诊于当地医院，以急性阑尾炎收入院。给予抗炎、对症治疗，现仍有发热、呼吸急促、腹痛明显，给予禁食水。

（2）查体：体温38.0 ℃、呼吸30次/分、心率120次/分、血压150/95 mmHg，全腹压痛，肌紧张，右下腹压痛、反跳痛明显。

（3）辅助检查：血常规提示“WBC 20×10^9/L”；钡剂灌肠造影示“急性阑尾炎”。

（4）诊断与鉴别诊断

1）诊断：急性阑尾炎；腹膜炎。

2）诊断依据：

①病史：突发下腹部疼痛 8h，后疼痛转移至右下腹。

②血常规提示“WBC 20 × 10^9/L”；钡剂灌肠造影示“急性阑尾炎”。

3）鉴别诊断：

①胃十二指肠溃疡穿孔：穿孔溢出的胃肠内容物可沿升结肠旁沟流至右下腹，易误认为急性阑尾炎的右下腹痛。

②右侧输尿管结石：多呈突发的右下腹剧烈绞痛。疼痛向会阴部、外生殖器放射。右下腹无明显压痛，或右输尿管径路的轻度压痛。尿中可查到红细胞。B 超或 X 线可见右侧结石阴影。

③妇产科疾病：异位妊娠破裂表现为突发下腹痛，常伴有急性失血和腹腔内出血的体征，问病史可有停经史及阴道不规则出血史；检查时宫颈有抬举痛，附件肿块，阴道后穹穿刺有不凝血。卵巢滤泡或黄体破裂的临床表现与异位妊娠相似，但病情较轻，多发于排卵期或中期以后。急性输卵管炎和急性盆腔炎，下腹痛逐渐发生，可伴有腰痛；腹部压痛点较低，直肠指诊盆腔有对称性压痛；伴发热及白细胞计数升高，常带有脓性白带，阴道后穹穿刺可获脓液，涂片检查细菌阳性。卵巢囊肿蒂扭转有明显剧烈腹痛，腹部或盆腔检查中扪及有压痛性的肿块。B 超检查均有助于诊断和鉴别诊断。

④急性肠系膜淋巴结炎：多见于儿童。往往先有上呼吸道感染史，腹痛压痛部位偏内侧。范围不太固定且较广泛，并可随体位改变。

⑤其他：急性胃肠炎时恶心、呕吐和腹泻等消化道症状较重，无右下腹固定压痛和腹膜刺激征。胆道系统感染性疾病，易与高位阑尾炎相混淆，但有明显绞痛、高热，甚至黄疸，常有反复右上腹痛史。右侧肺炎、胸膜炎时可出现反射性右下腹痛，但有呼吸系统的症状和体征。此外，亦需与回盲部肿瘤、梅克尔憩室炎或穿孔、小儿肠套叠进行临床鉴别。

（5）治疗

1）急性阑尾炎：

①非手术治疗：可用抗生素抗感染治疗。一旦炎症吸收消退，阑尾可恢复正常。当急性阑尾炎诊断明确，有手术指征，但因患者周身情况或客观条件不允许时，也可先采取非手术治疗，延缓手术。若急性阑尾炎已合并局限性腹膜炎，形成炎性肿块，也应采用非手术治疗，使炎性肿块吸收，再考虑择期阑尾切除。患者应卧床休息、禁食，静脉输入水、电解质和热量等。

②手术治疗：原则上急性阑尾炎，除黏膜水肿型可以保守后痊愈外，都应采用阑尾切除手术治疗。

2）慢性阑尾炎：手术治疗是唯一有效的方法，但在决定行阑尾切除术时应特别慎重。慢性阑尾炎确诊后，治疗原则上应手术，特别是有急性发作史的患者，更应及时手术。对诊断可疑的患者或有严重合并症的高龄患者，应暂行非手术治疗，在门诊追踪观察。

（二）胃癌

1. 病史询问要点

（1）早期无特异性表现。

（2）疼痛与体重减轻（进展期胃癌最常见的临床症状）。

（3）有无上腹部不适、疼痛、腹胀、恶心、呕吐、呕血或便血等。

（4）诊治经过，疗效。

（5）既往史：询问既往是否有慢性胃炎、胃溃疡、胃息肉等病史。

2. 体检要点

（1）一般情况，营养状态，有无贫血貌、消瘦。

（2）浅表淋巴结检查情况，有无肿大。

（3）腹部检查。有无胃肠型，压痛部位，有无腹部包块，肠鸣音变化。

3. 见习步骤及讨论

（1）病例临床特点

1）病史：患者，性别 ×，×× 岁，上腹不适伴黑便、消瘦乏力半年。患者半年前无明显诱因出现上腹部不适，进食后明显，大便呈黑色，无腹疼，无恶心呕吐，半年来体重减轻约 15 kg。

2）查体：体温 37.5 ℃、呼吸 30 次 / 分、心率 120 次 / 分、血压 130/75 mmHg，腹部平坦，上腹压痛阳性，无反跳痛及肌紧张，肠鸣音 4 次 / 分。

3）辅助检查：胃镜显示为胃窦小弯侧肿物，病理回报为胃窦腺癌，全腹部增强 CT 显示为胃癌。

（2）诊断

1）诊断：胃癌。

2）诊断依据（主要是诊断营养不良）：

①病史：A. 上腹不适伴黑便、消瘦乏力半年；B. 上腹部不适，进食后明显，大便呈黑色；C. 胃镜示，胃窦小弯侧肿物，病理回报为胃窦腺癌，全腹部增强 CT 显示为胃癌。

②体征：体温 37.5 ℃、呼吸 30 次 / 分、心率 120 次 / 分、血压 130/75 mmHg，腹部平坦，上腹压痛阳性，无反跳痛及肌紧张，肠鸣音 4 次 / 分。

（三）胃十二指肠疾病

1. 病史询问要点

（1）胃十二指肠溃疡

1）腹痛病程长短，起病缓急，疼痛性质，有无周期性及规律性。

2）进食后腹痛缓解或加重。服抗酸药是否有效。

3）有无其他消化道症状，如恶心、呕吐，呕吐物性质，有无呕血、黑便等。

4）患者性别、年龄。有无烟酒嗜好。

5）注意与胃癌鉴别：有无消瘦、乏力、贫血等。

（2）急性胃十二指肠溃疡穿孔

1）既往是否有溃疡病史。

2）发病前是否有情绪波动、过度疲劳、刺激性饮食、服用激素类药物等。

3）腹痛的特点：突发上腹部刀割样剧痛，迅速波及全腹。

（3）胃十二指肠溃疡大出血

1）既往是否有溃疡病史。

2）呕血和柏油样黑便。

3）患者是否存在休克或休克前期表现。

（4）胃十二指肠溃疡幽门梗阻

1）既往是否有溃疡病史。

2）腹痛、腹胀的特点。

3）反复发作的呕吐，吐大量宿食不含胆汁，吐后腹痛、腹胀缓解。

2. 体检要点

（1）胃十二指肠溃疡

1）患者体征多不明显。

2）可出现腹部压痛，无反跳痛及肌紧张。胃溃疡时压痛点在上腹部或略偏左。十二指肠溃疡时压痛点在右上腹。

（2）急性胃十二指肠溃疡穿孔

1）仰卧位、表情痛苦，可出现发热。

2）腹式呼吸减弱或消失。

3）全腹压痛、反跳痛及肌紧张呈“板状腹”。

4）肝浊音界缩小或消失，可有移动性浊音。

5）肠鸣音消失或减弱。

（3）胃十二指肠溃疡大出血

1）患者血压下降、脉搏增快、呼吸急促、焦虑不安。

2）腹部稍胀，上腹部可有轻度压痛。

3）肠鸣音亢进。

（4）胃十二指肠溃疡幽门梗阻

1）患者消瘦、营养不良。

2）上腹隆起可见胃型或胃蠕动波。

3）上腹部可闻及振水音。

3. 见习步骤及讨论

（1）病例临床特点

1）病史：患者，性别 ×，×× 岁。有 5 年的空腹或夜间上腹部烧灼痛，进食后疼痛好转。近来自觉症状加重。14h 前患者进食后突感上腹部刀割样剧痛，很快延及全腹，伴有恶心、呕吐。

2）查体：腹式呼吸消失，板状腹，全腹压痛、反跳痛，肝浊音界消失，移动性浊音 (+)，肠鸣音消失。

3）辅助检查：立位腹平片提示“可见膈下游离气体”。

（2）诊断

1）诊断：胃十二指肠溃疡穿孔。

2）诊断依据：

①病史：有 5 年的空腹或夜间上腹部烧灼痛，进食后疼痛好转。近来自觉症状加重。14h 前患者进食后突感上腹部刀割样剧痛，很快延及全腹，伴有恶心、呕吐。

②体征：腹式呼吸消失，板状腹，全腹压痛、反跳痛，肝浊音界消失，移动性浊音 (+)，肠鸣音消失。

（3）鉴别诊断：

①小肠穿孔：常见于克罗恩病、溃疡性结肠炎等。

②其他：急性胃肠炎时，恶心、呕吐和腹泻等消化道症状较重，无右下腹固定压痛和腹膜刺激征。胆道系统感染性疾病，易与高位阑尾炎相混淆，但有明显绞痛、高热、甚至黄疸，常有反复右上腹痛史。右侧肺炎、胸膜炎时可出现反射性右下腹痛，但有呼吸系统的症状和体征。此外，亦需与回盲部肿瘤、梅克尔憩室炎或穿孔、小儿肠套叠进行临床鉴别。

（4）治疗：一般均需急诊手术治疗。

（四）肠梗阻

1. 病史询问要点

（1）腹痛的性质、部位，起病缓急，腹痛时有无“窜气”感，疼痛持续时间。

（2）有无恶心、呕吐及呕吐物的性质，有无腹胀，是否停止肛门排气、排便。

（3）有无诱因。

（4）治疗检查经过及疗效。

（5）既往有无手术史等。

2. 体检要点

（1）一般情况，有无脱水征或休克表现。

（2）呼吸有无臭味，腹部望、触、叩、听。要注意有无肠型、蠕动波，叩诊呈鼓音，听诊肠鸣音高调或可闻气过水声。

3. 见习步骤及讨论

（1）病例临床特点

1）病史：患者，性别 ×，×× 岁，因急性腹痛 1 天半，急诊入院。患者于 36h 前突然发作腹痛，遍及全腹，尤以右下腹为甚，为阵发性绞痛，伴有肠鸣音，多次呕吐，开始为暗绿色液体，以后呕吐物有粪臭味。近 2 天来未进食，亦未排便排气，尿少，不觉发热。2 年前曾因急性阑尾炎穿孔做过阑尾切除术。

2）查体：急性病容，体温 37.6 ℃，心肺正常，腹膨隆，未见肠型，全腹触诊柔软，广泛轻压痛，无反跳痛，未触及肿块，肠鸣音高亢，可闻气过水音。

3）辅助检查：X 线腹部透视有多个液平面。Hb 160 g/L，WBC 10.5×10^9/L。

（2）诊断

1）诊断：肠梗阻。

2）诊断依据：

①病史：因急性腹痛 1 天半，急诊入院。患者于 36h 前突然发作腹痛，遍及全腹，尤以右下腹为甚，为阵发性绞痛，伴有肠鸣音，多次呕吐，开始为暗绿色液体，以后呕吐物有粪臭味。近 2 天来未进食，亦未排便排气，尿少，不觉发热。2 年前曾因急性阑尾炎穿孔做过阑尾切除术。

②体征：急性病容，体温 37.6 ℃，心肺正常，腹膨隆，未见肠型，全腹触诊柔软，广泛轻压痛，无反跳痛，未触及肿块，肠鸣音高亢，可闻气过水音。

（3）鉴别诊断：

①急性胰腺炎：可有饮酒、暴饮暴食、胆石症病史，有持续的左上腹痛。

②消化性溃疡穿孔：可有剧烈的刀割样疼痛，可有膈下游离气体。

（4）治疗：可先给予保守治疗，如出现腹膜炎时应及时行剖腹探查。

（五）结肠癌

1. 病史询问要点

（1）排便情况：习惯改变，有无便次增多、粪便不成形及便中带血。

（2）腹痛部位，性质。有无腹部包块，有无贫血及不明原因的发热和进行性消瘦。

（3）有无肠梗阻表现（晚期）。

（4）诊治经过，疗效。

（5）既往史：了解有无溃疡性结肠炎、血吸虫病及家族成员有无息肉病或结肠肿瘤。

2. 体检要点

（1）一般情况，营养状态，有无贫血貌、消瘦。

（2）浅表淋巴结检查情况。有无肿大。

（3）腹部检查。压痛部位，有无腹部包块，肠鸣音变化。

（4）有无黄疸及腹水体征。

3. 见习步骤及讨论

（1）病例临床特点

1）病史：患者，性别 ×，× × 岁，近半年来无明显诱因出现排便次数增多，排便由原来每天 1 次增至 3 ~ 4 次，时而出现腹泻及便秘交替进行。近 2 个月出现脓血便及黏液便，同时伴有右中上腹疼痛，为持续性钝痛。曾到医院就诊，诊断为"肠炎"，给予肠道抗生素治疗。此后，大便次数有所减少，脓血便消失。近 1 个月来，上述症状重新出现并逐渐加重，疼痛转为阵发性，排便后减轻。自觉乏力，消瘦，食欲减退，并有低热。

2）查体：腹部膨隆，未见胃肠型，右中上腹轻压痛，无反跳痛及肌紧张，右中腹可触及包块，边界不清，活动欠佳，肝脾肋下未及，移动性浊音阴性，肠鸣音略亢进，无气过水声。肛门指诊未触及肿物。

3）辅助检查：血常规结果为 WBC 8.5×10^9/L，RBC 4×10^{12}/L，血红蛋白 100g/L。X 线可见腹腔肠管明显积气，右中上腹部可见 2 个液气平面。钡剂灌肠可见升结肠钡剂通过受阻，升结肠黏膜可见充盈缺损。

（2）诊断

1）诊断：结肠癌。

2）诊断依据：

①病史：患者，× × 岁，近半年来无明显诱因出现排便次数增多，排便由原来每天 1 次增至 3 ~ 4 次，时而出现腹泻及便秘交替进行。近 2 个月出现脓血便及黏液便，同时伴有右中上腹疼痛，为持续性钝痛。曾到医院就诊，诊断为"肠炎"，给予肠道抗生素治疗。此后，大便次数有所减少，脓血便消失。近 1 个月来，上述症状重新出现并逐渐加重，疼痛转为阵发性，排便后减轻。自觉无力，消瘦，食欲减退，并有低热。

②体征：腹部膨隆，未见胃肠型，右中上腹轻压痛，无反跳痛及肌紧张，右中腹可触及包块，边界不清，活动欠佳，肝脾肋下未及，移动性浊音阴性，肠鸣音略亢进，无气过水声。肛门指诊未触及肿物。

（3）鉴别诊断：

①溃疡性结肠炎：可有黏液脓血便。

②妇科疾病：卵巢囊肿等疾病。

（4）治疗：以手术切除为主的综合治疗。

（六）直肠癌

1. 病史询问要点

（1）排便情况：习惯改变，有无便次增多、粪便不成形及便中带血。

（2）腹痛部位，性质。有无腹部包块，有无贫血及不明原因的发热和进行性消瘦。

（3）有无肠梗阻表现（晚期）。

（4）诊治经过，疗效。

（5）既往史：了解有无溃疡性直肠息肉、长期便血及腹痛史。

2. 体检要点

（1）一般情况，营养状态，有无贫血貌、消瘦。

（2）浅表淋巴结检查情况。有无肿大。

（3）腹部检查。压痛部位，有无腹部包块，肠鸣音变化。

（4）有无黄疸及腹水体征。

3. 见习步骤及讨论

（1）病例临床特点

1）病史：患者，性别 ×，× × 岁，间断排鲜血便 3 个月。该患者 3 个月以前反复有黏液便及血便，腹泻。伴有明显消瘦、乏力。

2）查体：腹部膨隆，未见胃肠型，全腹无明显压痛，无反跳痛及肌紧张，直肠指诊距离肛门口 5 cm 处触及一菜花样肿物，边界不清，活动欠佳，肝脾肋下未及，移动性浊音阴性，肠鸣音略亢进，可闻及气过水声。

3）辅助检查：纤维结肠镜进镜约 5 cm 处见肿物呈环形生长致肠腔狭窄，肠镜通过困难。取病理 3 块送检。

（2）诊断

1）诊断：直肠癌

2）诊断依据：

①病史：患者，× × 岁，间断排鲜血便 3 个月。该患者 3 个月以前反复有黏液便及血便，腹泻。伴有明显消瘦、乏力。

②体征：腹部膨隆，未见胃肠型，全腹无明显压痛，无反跳痛及肌紧张，直肠指诊距离肛门口 5 cm 处触及一菜花样肿物，边界不清，活动欠佳，肝脾肋下未及，移动性浊音阴性，肠鸣音略亢进，可闻及气过水声。

（3）鉴别诊断：

①直肠息肉：为良性病变。

②内痔：也可有鲜血便，但为良性病变。

（4）治疗：以手术切除为主的综合治疗。

（王朝阳）

见习十五　肝胆胰疾病

【见习目的】

（一）掌握

1. 肝棘球蚴病的病史特点、并发症、影像学检查、诊断和治疗原则。

2. 肝脓肿的病史特点、主要体征、影像学检查、诊断和治疗原则。

3. 原发性肝癌的诊断、鉴别诊断、治疗原则及方法。

4. 胆囊结石、胆管结石、急性化脓性胆管炎的临床表现、诊断、鉴别诊断和治疗原则。

5. 急性胰腺炎的临床表现、诊断、鉴别诊断和治疗原则。

6. 胰腺癌的诊断、鉴别诊断和治疗原则及方法。

（二）熟悉

1. 肝棘球蚴病和肝脓肿的病因、病理及鉴别诊断。

2. 原发性肝癌的临床表现。

3. 胆石病、胆囊炎、胆管炎的病因和病理。

4. 急性胰腺炎的病因和病理。

（三）了解

1. 肝棘球蚴病的预防。

2. 原发性肝癌的病因、病理。

3. 胆道疾病的几种特殊检查。

4. 急性胰腺炎的发病机制和病理生理。

5. 胰腺癌的病因、病理。

【见习内容】

肝棘球蚴病和肝脓肿、肝癌、胆囊结石、胆管结石、急性化脓性胆管炎、急性胰腺炎、胰腺癌的病史询问、腹部体格检查、影像学图片阅读以及治疗方案的学习。

【见习准备】

1. 教师选择肝棘球蚴病和肝脓肿病例 3～4 例，肝癌、胆囊结石、胆管结石、急性化脓性胆管炎、急性胰腺炎、胰腺癌病例各 3～4 例，尽量选择有典型病史、体征较完善且提供了辅助检查结果（如腹部彩超、CT、MRI 及各种生化指标及常规化验等）的病例。

2. 见习所需教具：教科书；投影仪、幻灯、阅片灯；典型病历的部分影像学资料（CT、X 线片、B 超、磁共振等）。

【见习步骤及安排】

1. 教师在示教室先给学生详细说明本次实习的目的、实习内容及见习整个过程的步骤。

2. 教师带领学生示教一例典型肝棘球蚴病或肝脓肿、肝癌、胆囊结石、胆管结石、急性化脓性胆管炎、急性胰腺炎、胰腺癌病例，示范如何询问病史，体格检查的要点和方法。

3. 学生分为 5～6 组，每组 3～4 人，分别查看指定的其他患者，包括肝棘球蚴病、肝脓肿，自己询问病史，进行体格检查。

4. 每组推选一位学生汇报本组病例情况，总结主要病史和阳性体征，小组其他成员进行补充。最后由带教老师给予评价，指出错误并讲解。

5. 教师提供示教过程中典型病例的实验室检查结果及辅助检查结果，并帮助学生分析各项检查的临床意义。

6. 学生提出疑问，教师回答。

7. 教师总结本次见习内容，让学生预习下次内容。

【见习病例】

（一）肝棘球蚴病

1. 病史询问要点

（1）起病情况、时间和诱因：年龄，起病急、缓，患病时间，有无饮食不当及受凉史等。

（2）主要症状的特点：压迫症状出现的时间。

（3）伴随症状：腹胀、食欲不振。

（4）病情发展与演变：早期可无明显症状，囊肿增大时可出现压迫症状。

（5）诊治经过：初次就诊时间及治疗效果。

（6）鉴别诊断：需与肝囊肿、肝脓肿、肝内胆管囊腺瘤等疾病加以鉴别。

（7）一般情况：精神、食欲及睡眠如何，小便情况如何。

2. 体检要点　体温、呼吸、心率、血压，腹部体征。

3. 见习步骤及讨论

（1）病例临床特点

1）病史：患者，性别 ×，×× 岁，上腹部憋胀不适 2 年。有狗、羊等接触史，从小在牧区生长。

2）查体：上腹部饱满，无明显压痛，无反跳痛及肌紧张。

3）辅助检查：AFP 及 CA199 大致正常范围；卡索尼试验（+）；彩超提示“肝包虫”；肝胆胰 CT 提示“肝左外叶囊性占位，考虑肝包虫病”。

（2）诊断与鉴别诊断

1）诊断：肝棘球蚴病。

2）诊断依据：

①病史：上腹部憋胀不适 2 年。有狗、羊等接触史，从小在牧区生长。

②体征：上腹部饱满，无明显压痛，无反跳痛及肌紧张。

③辅助检查：AFP 及 CA199 大致正常范围；卡索尼试验（+）；彩超提示“肝包虫”；肝胆胰 CT 提示“肝左外叶囊性占位，考虑肝包虫病”。

3）鉴别诊断：

①细菌性肝脓肿：该病特点是起病较急，主要症状是寒战、高热、肝区疼痛和肝大。实验室检查可有白细胞计数增高，明显左移。病史较长时可有全身消耗的表现，如贫血及低白蛋白血症等表现。影像学上增厚的脓肿壁周围有炎性渗出。

②肝囊肿：常见的肝良性病变，为非寄生虫性肝囊肿，可分为先天性、炎症性、创伤性和肿瘤性囊肿，小的囊肿不引起任何症状，多系超声、CT 影像学检查或其他腹部手术中发现，增大到一定程度，则可因压迫邻近脏器而出现食后饱胀、恶心、呕吐、右上腹隐痛不适的表现。

（3）治疗

1）手术治疗：内囊摘除术、肝部分切除术或肝叶切除术。

2）超声引导下经皮肝穿刺抽吸术。

3）药物治疗：适用于早期囊肿较小、外囊壁薄、有广泛扩散和手术风险大的患者。

4）观察：囊肿实变、直径小于 5 cm 或钙化（Ⅳ、Ⅴ型）无症状者。

（二）肝脓肿

1. 病史询问要点

（1）起病情况、时间和诱因：年龄，起病急、缓，患病时间，有无饮食不当及受凉史等。

（2）主要症状的特点：起病较急，主要症状是寒战、高热、肝区疼痛和肝大。

（3）伴随症状：可有全身消耗的表现，如贫血及低白蛋白血症等表现。

（4）病情发展与演变：最早出现的症状常为寒战与高热，没有明显的腹部症状，常以肺感染或其他感染性疾病收入内科治疗，后期出现肝区疼痛或憋胀不适或查肺部 CT 后才确诊为肝脓肿。

（5）诊治经过：初次就诊时间及治疗效果。

（6）鉴别诊断：需与肝囊肿、肝棘球蚴病、肝内胆管囊腺瘤等疾病加以鉴别。

（7）一般情况：精神、食欲及睡眠如何，小便情况如何。

2. 体检要点 体温、呼吸、心率、血压，腹部体征。

3. 见习步骤及讨论

（1）病例临床特点

1）病史：患者，性别 ×，×× 岁，寒战高热 10 天。既往有糖尿病史。

2）查体：右侧肝区叩击痛阳性，无明显压痛，无反跳痛及肌紧张。

3）辅助检查：AFP 大致正常范围；血常规提示“WBC 16×10^9/L”；彩超提示“肝脓肿”；肝胆胰 CT 提示“肝左外叶脓肿”。

（2）诊断与鉴别诊断

1）诊断：肝脓肿。

2）诊断依据：

①病史：寒战高热 10 天。既往有糖尿病史。

②体征：右侧肝区叩击痛阳性，无明显压痛，无反跳痛及肌紧张。

③辅助检查：AFP 大致正常范围；血常规提示“WBC 16×10^9/L”；彩超提示“肝脓肿”；肝胆胰 CT 提示“肝左外叶脓肿”。

3）鉴别诊断：

①肝棘球蚴病：该病特点病程较长，早期可无明显症状，囊肿逐步增大时可出现压迫症状，实验室检查可有卡索尼试验阳性，影像学检查可见单发或多发囊肿，囊内可有子囊出现，病史较长时囊肿可有实变及囊壁钙化。

②肝囊肿：常见的肝良性病变，为非寄生虫性肝囊肿，可分为先天性、炎症性、创伤性和肿瘤性囊肿，小的囊肿不引起任何症状，多系超声、CT 影像学检查或其他腹部手术中发现，增大到一定程度，则可因压迫邻近脏器而出现饮食后饱胀、恶心、呕吐、右上腹隐痛不适的表现。

（3）治疗

1）全身支持治疗：给予充分营养，纠正水和电解质平衡失调。

2）抗生素治疗：应使用较大剂量。

3）经皮肝穿刺脓肿置管引流术：适用于单个较大的脓肿。

4）切开引流：适用于较大脓肿，估计有穿破可能，或已穿破胸腔或腹腔；胆源性肝脓肿；位于左外叶脓肿，穿刺已污染腹腔；以及慢性肝脓肿。

5）中医中药治疗。

（三）原发性肝癌

1. 病史询问要点

（1）既往有无乙型肝炎病史，是否有长期酗酒病史。

（2）近期有无肝区疼痛、体重下降的病史。

（3）是否伴有乏力、食欲减退、腹胀等症状。

2. 体检要点 主要是肝的查体，于右肋缘下或剑突下是否触及肝，质地如何，边缘是否规则，表面是否光滑，有无全身皮肤、巩膜黄染。

3. 见习步骤及讨论

（1）病例临床特点

1）病史：患者，性别 ×，×× 岁，肝区疼痛不适 2 个月。既往有乙型肝炎病史及长期酗酒病史。

2）查体：于肋缘下触及肝，肝表面质地硬，表面凹凸不平，边缘不规则。

3）辅助检查：AFP 280μg/L，CA199 正常范围；彩超提示"肝左外叶占位——肝癌？"；肝胆胰 CT 提示"肝左外叶占位，考虑肝癌"。

（2）诊断与鉴别诊断

1）诊断：原发性肝癌。

2）诊断依据：

①病史：肝区疼痛不适 2 个月。既往有乙型肝炎病史及长期酗酒病史。

②体征：于肋缘下触及肝，肝表面质地硬，表面凹凸不平，边缘不规则。

③辅助检查：AFP 280μg/L，CA199 正常范围；彩超提示"肝左外叶占位——肝癌？"；肝胆胰 CT 提示"肝左外叶占位，考虑肝癌"。

3）鉴别诊断：

①转移性肝癌：多来源于消化系统肿瘤，如结直肠癌、胃癌及胰腺癌；转移性肝癌以肝外原发肿瘤所引起的症状为主要表现。

②肝棘球蚴病：该病特点病程较长，早期可无明显症状，囊肿逐步增大时可出现压迫症状，实验室检查可有卡索尼试验阳性，影像学检查可见单发或多发囊肿，囊内可有子囊出现，病史较长时囊肿可有实变及囊壁钙化。

③细菌性肝脓肿：该病特点是起病较急，主要症状是寒战、高热、肝区疼痛和肝大。实验室检查可有白细胞计数增高，明显左移，病史较长时可有全身消耗的表现，如贫血及低白蛋白血症等表现。影像学检查见增厚的脓肿壁周围有炎性渗出。

④肝良性肿瘤：最常见的为肝海绵状血管瘤，常见于中年女性，多为单发，一般病史较长，瘤体较小时，多无不适，增大时表现为肝大和压迫胃、十二指肠邻近器官，引起上腹部不适、腹胀、嗳气、腹痛等症状。

（3）治疗

1）早期诊断、早期采用以手术切除为主的综合治疗，是提高肝癌长期治疗效果的关键。

2）手术切除：是治疗肝癌首选和有效的方法，包括部分肝切除和肝移植。

3）肿瘤消融治疗：通常在超声或 CT 引导下进行。

4）放射治疗：适用于单个较大的瘤体。

5）经肝动脉和（或）门静脉区域化疗或经肝动脉化疗栓塞（TACE）：用于治疗不可切除的肝癌或作为肝癌切除术后的辅助治疗。

6）全身药物治疗。

（四）胆囊结石、胆管结石、急性化脓性胆管炎

1. 病史询问要点

（1）有无胆绞痛病史：患病时间、起病情况；疼痛的部位、性质、持续时间、加重与缓解的方式、有无放射痛；诱因，伴随症状，疾病的演变过程，诊治经过；一般状况。

（2）是否伴随寒战、高热、黄染等。

2. 体检要点　合并胆管结石者需查看是否有全身皮肤、巩膜黄染，然后是腹部查体。胆囊结石合并急性胆囊炎时可有右上腹压痛阳性，肌肉紧张，Murphy 征（+），常可触到肿大而有触痛的胆囊。

3. 见习步骤及讨论

（1）病例临床特点

1）病史：患者，性别 ×，×× 岁，反复右上腹痛 2 年，加重 1 天。

2）查体：全身皮肤、巩膜无黄染，右上腹压痛阳性，肌肉紧张，Murphy 征（+）。

3）辅助检查：血常规提示“WBC 12×10^9/L”；彩超提示“胆囊结石颈部嵌顿”。

（2）诊断与鉴别诊断

1）诊断：慢性胆囊炎急性发作、胆囊结石。

2）诊断依据：

①病史：反复右上腹痛 2 年，加重 1 天。

②体征：全身皮肤、巩膜无黄染，右上腹压痛阳性，肌肉紧张，Murphy 征（+）。

③辅助检查：血常规提示“WBC 12×10^9/L”，彩超提示“胆囊结石颈部嵌顿”。

3）鉴别诊断：

①右肾绞痛：始发于右腰或胁腹部，可向右股内侧或外生殖器放射，伴有肉眼或镜下血尿，无发热，无腹膜刺激征，右肾区叩击痛或脐旁输尿管压痛。腹部平片提示肾、输尿管区结石。

②肠绞痛：以脐周为主，如为机械梗阻可伴有恶心、呕吐、腹胀，停止排气、排便。腹部可见肠型及其蠕动波，肠鸣音亢进，可有高调肠鸣音，可闻气过水声，腹部平片提示有肠胀气和气液平面。

③胰头癌或壶腹癌：黄疸者需做鉴别，该病起病缓慢，黄疸进行性加深；可无腹痛、或腹痛较轻，或仅有上腹部不适，一般不伴寒战高热，腹软，无腹膜刺激征，肝大、常可触及肿大胆囊；晚期有腹水或恶病质表现。

（3）治疗

1）对于有症状和（或）并发症的胆囊结石，首选腹腔镜胆囊切除治疗。

2）病情复杂或没有腔镜条件也可做开腹胆囊切除。

3）对于合并胆总管结石的病例应同时行胆总管探查术。

（五）急性胰腺炎

1. 病史询问要点

（1）首先询问发病前有无暴饮暴食病史、有无胆道系统结石病史、有无酗酒史等。

（2）有无突发左上腹痛病史：患病时间、起病情况；疼痛的部位、性质、持续时间、加重与缓解的方式、有无放射痛；诱因，伴随症状，疾病的演变过程，诊治经过；一般状况。

（3）是否伴随明显腹胀；呼吸急促、尿少、发热、黄染等。

2. 体检要点　体温、呼吸、心率、血压，然后主要是腹部查体。腹部是否膨隆，有无 Grey-Turner 征或 Cullen 征，左上腹压痛阳性，肌肉紧张，肠鸣音减弱。

3. 见习步骤及讨论

（1）病例临床特点

1）病史：患者，性别 ×，×× 岁，突发左上腹持续性疼痛 1 天。既往有慢性胆囊炎、胆囊结石病史。

2）查体：体温 36.8 ℃、呼吸 30 次 / 分、心率 120 次 / 分、血压 150/95 mmHg，腹部膨隆，无 Grey-Turner 征或 Cullen 征，左上腹压痛阳性，肌肉紧张，肠鸣音减弱。

3）辅助检查：血常规提示“WBC 16×10^9/L”，血淀粉酶明显增高，彩超提示“胰腺肿胀、实质回声减低，胰腺周围渗出明显”。

（2）诊断与鉴别诊断

1）诊断：急性胰腺炎，慢性胆囊炎，胆囊结石。

2）诊断依据：

①病史：突发左上腹持续性疼痛 1 天。既往有慢性胆囊炎、胆囊结石病史。

②体征：全身皮肤、巩膜无黄染，右上腹压痛阳性，肌肉紧张，Murphy 征（+）。

③辅助检查：血常规提示“WBC 16×10^9/L”，血淀粉酶明显增高，彩超提示“胰腺肿胀、实质回声减低，胰腺周围渗出明显”。

3）鉴别诊断：

①胃十二指肠溃疡穿孔：板样腹和 X 线检查膈下游离气体是穿孔典型的表现。患者既往有溃疡病史，突发上腹刀割样疼痛，迅速蔓延至全腹部，明显腹膜刺激征，可以确诊。

②肠绞痛：以脐周为主，如为机械梗阻可伴有恶心、呕吐、腹胀，停止排气排便。腹部可见肠型及其蠕动波，肠鸣音亢进，可有高调肠鸣音，可闻气过水声，腹部平片提示有肠胀气和气液平面。

③急性胆囊炎；进食油腻食物后发作右上腹绞痛，向右肩或右腰部放射。体检时右上腹压痛、反跳痛、肌紧张，Murphy 征（+）。胆石症所致腹痛多在午夜发病，不少患者被误诊为“胃病”。超声检查可见胆囊壁炎症、增厚、胆囊内结石有助诊断。

（3）治疗

1）非手术治疗：①禁食、胃肠减压；②补液，防治休克；③镇痛解痉；④抑制胰酶分泌；⑤营养支持；⑥应用抗生素；⑦中药治疗；⑧腹腔灌洗。

2）手术治疗：坏死组织清除加引流术。

（六）胰腺癌

1. 病史询问要点

（1）有无上腹疼痛不适，是否向腰背部放散。

（2）是否黄疸的表现：尿色是否加深，大便颜色是否变浅，是否伴有瘙痒等。

（3）是否伴有恶心、呕吐、乏力、食欲减退、消化不良等症状。

（4）是否有消瘦、体重下降等表现。

（5）是否近期有轻度糖尿病表现。

2. 体检要点　主要是梗阻性黄疸和腹部的查体：皮肤巩膜是否黄染，伴有严重瘙痒时可见全身皮肤抓痕，是否可触及肝及胀大的胆囊，晚期可触及上腹肿块、质硬、固定、腹水征阳性，是否能触及左锁骨上淋巴结肿大。

3. 见习步骤及讨论

（1）病例临床特点

1）病史：患者，性别 ×，×× 岁，上腹部胀痛不适 2 个月，皮肤巩膜黄染 1 周。

2）查体：全身皮肤巩膜黄染，腹部凹陷，上腹部压痛阳性，无反跳痛及肌紧张，于右肋缘下可触及胀大的胆囊，无压痛，Murphy 征阴性，无移动性浊音。

3）辅助检查：CA199 明显高于正常，血尿淀粉酶轻度升高，彩超提示“胰头部不均质回声——考虑胰头占位”，肝胆胰 CT 提示“胰头癌”。

（2）诊断与鉴别诊断

1）诊断：梗阻性黄疸——胰头癌。

2）诊断依据：

①病史：上腹部胀痛不适 2 个月，皮肤巩膜黄染 1 周。

②体征：全身皮肤巩膜黄染，腹部凹陷，上腹部压痛阳性，无反跳痛及肌紧张，于右肋缘下可触及胀大的胆囊，无压痛，Murphy 征阴性，无移动性浊音。

③辅助检查：CA199 明显高于正常，血尿淀粉酶轻度升高，彩超提示“胰头部不均质回声——考虑胰头占位”。

3）鉴别诊断：

①胆总管结石：多有上腹绞痛的病史，同时伴有黄疸，但黄疸可呈波动性，伴有胆系感染时可有寒战高热等表现。

②病毒性肝炎：可有黄疸表现，可见转氨酶等明显升高，胆红素升高，一般不伴有瘙痒，查病毒学指标可呈阳性。

（3）治疗：手术切除是胰头癌有效的治疗方法。尚无远处转移的胰头癌，均应争取手术切除以延长生存时间和改善生存质量。

1）胰头十二指肠切除术：最早开展的手术方式，术式成熟。

2）保留幽门的胰头十二指肠切除术：优点是可缩短手术时间，减少术中出血；缺点是术后胃溃疡和胃排空障碍的发生率增加。

3）姑息性手术：适用于高龄、已有肝转移、肿瘤不能切除、合并心肺功能障碍不能耐受手术的患者，包括胆肠吻合解除胆道梗阻，胃空肠吻合解除或预防十二指肠梗阻。

4）辅助治疗：吉西他滨化疗。

（靳君华　温林）

见习十六　泌尿系统梗阻、尿石症及泌尿系统肿瘤

【见习目的】

（一）掌握

1. 泌尿系统结石的临床表现、诊断、鉴别诊断和治疗原则。

2. 前列腺增生的临床表现、诊断、鉴别诊断和治疗原则。

3. 肾癌、肾盂及输尿管癌、膀胱癌、阴茎癌、睾丸肿瘤的诊断、鉴别诊断和治疗原则及方法。

（二）熟悉

1. 泌尿系统结石的病因和病理。

2. 肾积水、尿潴留、前列腺增生的病因和病理。

（三）了解

1. 泌尿系统结石的几种检查。

2. 肾积水、尿潴留、前列腺增生的发病机制和病理生理。

3. 泌尿系统肿瘤的病因、病理。

【见习内容】

泌尿系统结石、前列腺增生、泌尿系统肿瘤的病史询问、腹部体格检查、影像学图片阅读以及治疗方案的学习。

【见习准备】

1. 教师选择输尿管结石病例共 3～4 例，前列腺增生、肾癌病例各 3～4 例。尽量选择有典型病史、体征较完善并提供辅助检查结果（如腹部彩超、CT、MRI 及各种生化指标及常规化验等）的病例。

2. 见习所需教具：教科书；投影仪、幻灯、阅片灯；典型病历的部分影像学资料（CT、X 线片、B 超、磁共振等）。

【见习步骤及安排】

1. 教师在示教室先给学生详细说明本次实习的目的、实习内容及见习整个过程的步骤。

2. 教师带领学生示教一例肾结石、前列腺增生、肾癌病例，示范如何询问病史，体格检查的要点和方法。

3. 学生分为 5 组，每组 3～4 人，分别查看指定的其他泌尿系统结石的患者，自己询问病史，进行体格检查。

4. 每组推选一位学生汇报本组病例情况，总结主要病史和阳性体征，小组其他成员进行补充。最后由带教老师给予评价，指出错误并讲解。

5. 教师提供示教过程中典型病例的实验室检查结果及辅助检查结果，并帮助学生分析各项检查的临床意义。

6. 学生提出疑问，教师回答。

【见习病例】

（一）输尿管结石

1. 病史询问要点

（1）有无肾绞痛病史：患病时间、起病情况；疼痛的部位、性质、持续时间、加重与缓解的方式、有无放射痛；诱因，伴随症状，疾病的演变过程，诊治经过；一般状况。

（2）是否伴随寒战、高热、恶心、呕吐等。

2. 体检要点　腹部查体，有无肾区压痛及触痛，有无输尿管走行区触痛及压痛；右侧结石需与急性胆囊炎、急性阑尾炎相鉴别。

3. 见习步骤及讨论

（1）病例临床特点

1）病史：患者，男，××岁，突发左侧腰腹部剧痛伴恶心、呕吐 1 天。

2）查体：左输尿管走行区触痛及压痛。

3）辅助检查：彩超提示“左输尿管结石”。

（2）诊断与鉴别诊断

1）诊断：左输尿管结石。

2）诊断依据：

①病史：患者，性别男，突发左侧腰腹部间断性剧痛 1 天。

②体征：肾绞痛始发于腰或胁腹部，可向股内侧或外生殖器放射，伴有肉眼或镜下血尿，无发热，无腹膜刺激征，肾区叩击痛或脐旁输尿管行程压痛。腹部平片提示肾、输尿管区结石。

③辅助检查：彩超提示“左输尿管结石”。

3）鉴别诊断：

①肠绞痛：以脐周为主，如为机械梗阻可伴有恶心、呕吐、腹胀，停止排气排便。腹部

可见肠型及其蠕动波，肠鸣音亢进，可有高调肠鸣音，可闻气过水声，腹部平片提示有肠胀气和气液平面。

②急性胆囊炎：右上腹压痛阳性，肌肉紧张，Murphy 征（+），常可触及肿大而有触痛的胆囊。

③急性阑尾炎：转移性右下腹疼痛。

（3）治疗

1）无症状的小于 1 cm 的泌尿系统结石，可观察，定期复查。

2）对于有症状的小于 1 cm 的泌尿系统结石，首选体外碎石治疗。

3）大于 1 cm 的结石，行经皮肾镜、输尿管镜及膀胱镜碎石术。

（二）前列腺增生

1. 病史询问要点

（1）首先询问有无进行性排尿困难病史，有无尿频、尿线变细、排尿等待、尿程变短、尿后滴沥等表现。

（2）既往有无出现尿潴留情况，是否曾留置导尿管。

（3）是否伴随膀胱结石、腹股沟疝、尿路感染、便秘等。

2. 体检要点　前列腺直肠指诊。

3. 见习步骤及讨论

（1）病例临床特点

1）病史：患者，男，×× 岁，尿频、进行性排尿困难 10 余年病史。

2）查体：体温 36.8℃、呼吸 18 次 / 分、心率 72 次 / 分、血压 120/75 mmHg。前列腺直肠指诊发现前列腺增大，中央沟变浅或消失。

3）辅助检查：彩超提示“前列腺增生”。

（2）诊断与鉴别诊断

1）诊断：前列腺增生。

2）诊断依据：

①病史：患者，男，×× 岁，尿频、进行性排尿困难 10 余年病史。

②查体：体温 36.8℃、呼吸 18 次 / 分、心率 72 次 / 分、血压 120/75 mmHg。前列腺直肠指诊发现前列腺增大，中央沟变浅或消失。

③辅助检查：彩超提示“前列腺增生”。

3）鉴别诊断：与神经源性膀胱、尿道狭窄等相鉴别。

（3）治疗

1）轻症可口服药物治疗。

2）对于有明显排尿困难病史，曾留置导尿管、口服药物效果不佳、尿流动力学证实为膀胱出口梗阻、逼尿肌收缩力正常的病例，首选经尿道前列腺电切术治疗。

3）尿流动力学证实逼尿肌收缩力差的病例可留置尿管，定期更换。

（三）肾癌

1. 病史询问要点

（1）有无腰部疼痛不适、腰腹部肿块、血尿等。

（2）是否伴有乏力、食欲减退等症状。

（3）是否有消瘦、体重下降等表现。

2. 体检要点　主要是腹部的查体，可触及腰腹部肿块。

3. 见习步骤及讨论

（1）病例临床特点

1）病史：患者，性别 ×，× × 岁，无痛性肉眼血尿 1 周。

2）查体：未见阳性体征。

3）辅助检查：彩超提示“右肾盂占位”，CT 提示“右肾盂癌”。

（2）诊断与鉴别诊断

1）诊断：肾盂癌。

2）诊断依据：

①病史：无痛性肉眼血尿 1 周。

②查体：未见阳性体征。

③辅助检查：彩超提示“右肾盂占位”，CT 提示“右肾盂癌”。

3）鉴别诊断：与肾癌、肾良性肿瘤、肾脓肿相鉴别。

（3）治疗：行肾、输尿管全长切除术。

（王国强）

见习十七　骨折的诊断和处理方法

【见习目的】

（一）掌握

1. 骨折的临床表现和并发症。

2. 骨折的急救与治疗原则。

（二）熟悉

1. 骨折的定义、成因、分类及骨折段的移位机制。

2. 骨折的 X 线检查，骨折愈合及其影响因素。

（三）了解

1. 开放性骨折和开放性关节损伤的处理方法。

2. 骨折延迟愈合、不愈合和畸形愈合的处理原则。

【见习内容】

选择骨折常见病例和典型病例实习。

【见习准备】

1. 教师选择常见四肢骨折病例 3～4 例，脊柱骨折病例 3～4 例，尽量选择有典型病史、体征较完善且提供辅助检查结果（如 X 线片、CT、MRI 及各种生化指标和常规化验等）的病例。

2. 见习所需教具　教科书；投影仪、幻灯、阅片灯；典型病历的部分影像学资料（CT、X 线片、磁共振等）。

【见习步骤及安排】

1. 教师在示教室先给学生详细说明本次实习的目的、实习内容及见习整个过程的步骤。

2. 教师带领学生示教 1 例典型四肢骨折病例、1 例典型脊柱骨折病例，示范如何询问病史，体格检查的要点和方法。

3. 学生分为 5～6 组，每组 3～4 人，分别查看指定的其他患者，自己询问病史，进行体格检查。

4. 每组推选一位学生汇报本组病例情况，总结主要病史和阳性体征，小组其他成员进行补充，最后由带教老师给予评价，指出错误并讲解。

5. 教师提供示教过程中典型病例的实验室检查结果及辅助检查结果，并帮助学生分析各项检查的临床意义。

6. 学生提出疑问，教师回答。

7. 教师总结本次见习内容，让学生预习下次内容。

【见习病例】

（一）股骨骨折

1. 病史询问要点

（1）受伤情况、时间和诱因：年龄，受伤急、缓，患病时间，受伤机制。

（2）主要症状的特点：有无典型骨折特有的阳性体征。

（3）伴随症状：肿胀，皮肤有无溃破等。

（4）诊治经过：初次就诊时间及治疗效果。

（5）鉴别诊断：需与软组织损伤、病理性骨折等疾病加以鉴别。

（6）一般情况：精神、食欲及睡眠如何，小便情况如何。

2. 体检要点　体温、呼吸、心率、血压，下肢体征。

3. 见习步骤及讨论

（1）病例临床特点

1）病史：患者，性别 ×，×× 岁，车祸致右大腿疼痛，功能受限 5h。

2）查体：右大腿肿胀，表皮无溃破，可有明显骨擦感及骨擦音，压痛明显，患者明显活动受限。

3）辅助检查：X 线检查示右股骨干骨折。

（2）诊断与鉴别诊断

1）诊断：右股骨干骨折。

2）诊断依据：

①病史：车祸致右大腿疼痛，功能受限 5h。

②体征：右大腿肿胀，表皮无溃破，可有明显骨擦感及骨擦音，压痛明显，患者明显活动受限。

③辅助检查：X 线检查示右股骨干骨折。

3）鉴别诊断：病理性骨折，其骨折处存在破坏骨质的病灶，MRI 检查可见明显骨质占位存在。

（3）治疗

1）手术治疗：右股骨干骨折闭合复位，髓内钉内固定术。

2）药物治疗：止痛，脱水消肿，预防下肢静脉血栓形成。

3）观察：观察肿胀情况，预防骨筋膜室综合征出现。

（二）腰椎体压缩骨折

1. 病史询问要点

（1）受伤情况、时间和诱因：年龄，受伤急、缓，患病时间，受伤机制。

（2）主要症状的特点：有无典型骨折特有的阳性体征。

（3）伴随症状：肿胀，皮肤有无溃破，有无下肢神经症状等。

（4）诊治经过：初次就诊时间及治疗效果。

（5）鉴别诊断：需与软组织损伤、病理性骨折等疾病加以鉴别。

（6）一般情况：精神、食欲及睡眠如何，小便情况如何。

2. 体检要点　体温、呼吸、心率、血压，腰部体征。

3. 见习步骤及讨论

（1）病例临床特点

1）病史：患者，性别 ×，×× 岁，外伤致腰背疼痛 1 天。

2）查体：脊柱无侧弯，腰 2 棘突压痛，脊柱活动略受限，背部肌肉无痉挛萎缩。下肢肌力 V 级，膝腱反射活跃，跟腱反射活跃，感觉无明显障碍。上肢肌力 V 级，肱二头肌腱反射活跃，肱三头肌腱反射活跃，感觉无明显异常。双侧 Hoffmann 征阴性，双侧 Babinski 征阴性。屈颈试验阴性。

3）辅助检查：X 线及 CT 检查示，L4 椎体压缩性骨折。

（2）诊断与鉴别诊断

1）诊断：L4 椎体压缩性骨折。

2）诊断依据：

①病史：外伤致腰背疼痛 1 天。

②体征：右大腿肿胀，表皮无溃破，可有明显骨擦感及骨擦音，压痛明显，患者明显活动受限。

③辅助检查：X 线及 CT 检查示，L4 椎体压缩性骨折。

3）鉴别诊断：病理性骨折，其骨折处存在破坏骨质的病灶，MRI 检查可见明显骨质占位存在。

（3）治疗：

1）手术治疗：L4 椎体压缩骨折椎体成形术。

2）药物治疗：止痛，脱水消肿，预防水肿压迫腰椎神经根加重。

3）观察下肢肌力感觉变化。

（莫日格乐）

见习十八 颈腰痛、骨肿瘤、关节疾病等

【见习目的】

（一）掌握

1. 引起颈腰痛常见骨科疾病（颈椎病、腰椎间盘突出等）的鉴别、临床表现、诊断和治疗原则。

2. 骨肿瘤的分类，良、恶性肿瘤的鉴别、临床表现、诊断和治疗原则。

3. 常见骨关节疾病[骨性关节炎、风湿（类风湿）性关节炎、化脓性关节炎、关节结核等]的鉴别、临床表现、诊断和治疗原则。

（二）熟悉

颈椎病、腰椎间盘突出、骨巨细胞瘤、骨肉瘤、骨性关节炎、关节结核的临床表现、诊断及治疗。

（三）了解

骨良性肿瘤、软骨肉瘤、转移性骨肿瘤、风湿（类风湿）性关节炎、化脓性关节炎等的临床表现、诊断和治疗。

【见习内容】

颈椎病、腰椎间盘突出、骨巨细胞瘤、骨肉瘤、骨性关节炎、关节结核等。

【见习准备】

1. 教师选择常见颈腰痛、骨肿瘤、关节病例各 3～4 例，尽量选择有典型病史、体征较完善且提供辅助检查结果（如 X 线片、CT、MRI 及各种生化指标及常规化验等）的病例。

2. 见习所需教具 教科书；投影仪、幻灯、阅片灯；典型病历的部分影像学资料（CT、X 线片、磁共振等）。

【见习步骤及安排】

1. 教师在示教室先给学生详细说明本次实习的目的、实习内容及见习整个过程的步骤。

2. 教师带领学生示教 1 例典型颈腰痛病例、1 例典型骨肿瘤病例、1 例典型骨性关节炎病例，示范如何询问病史，体格检查的要点和方法。

3. 学生分为 5～6 组，每组 3～4 人，分别查看指定的其他患者，自己询问病史，进行体格检查。

4. 每组推选一位学生汇报本组病例情况，总结主要病史和阳性体征，小组其他成员进行补充。最后由带教老师给予评价，指出错误并讲解。

5. 教师提供示教过程中典型病例的实验室检查结果及辅助检查结果，并帮助学生分析各项检查的临床意义。

6. 学生提出疑问，教师回答。

7. 教师总结本次见习内容，让学生预习下次内容。

【见习病例】

（一）腰椎间盘突出

1. 病史询问要点

（1）发病情况、时间和诱因：年龄，起病急、缓，患病时间等。

（2）主要症状的特点：有无典型椎间盘突出的阳性体征。

（3）伴随症状：有无明显神经根症状等。

（4）诊治经过：初次就诊时间及治疗效果。

（5）鉴别诊断：需与脊柱结核、椎管狭窄等疾病加以鉴别。

（6）一般情况：精神、食欲及睡眠如何，大小便情况如何。

2. 体检要点　体温、呼吸、心率、血压，下肢体征。

3. 见习步骤及讨论

（1）病例临床特点

1）病史：患者，性别 ×，× × 岁，腰部疼痛 3 年，伴右下肢麻木无力 6 个月。

2）查体：脊柱无侧弯，腰椎生理曲度稍直，腰 5 棘突及椎旁压痛，余各棘突及椎旁无压痛，脊柱活动无明显受限，背部肌肉无痉挛或萎缩。右臀大肌下坐骨神经走行区压痛，右小腿足背外侧感觉减退，右伸踇趾肌力Ⅳ级。余四肢肌力Ⅴ级。双侧膝反射减退。直腿抬高试验左下肢阴性，右下肢抬高约 45° 阳性及加强试验阳性。屈颈试验阳性。双巴宾斯基征阴性。

3）辅助检查：MRI 示 L5/S1 椎间盘突出，压迫右侧神经根。

（2）诊断与鉴别诊断

1）诊断：腰椎间盘突出。

2）诊断依据：

①病史：腰部疼痛 3 年，伴右下肢麻木无力 6 个月。

②体征：脊柱无侧弯，腰椎生理曲度稍直，腰 5 棘突及椎旁压痛，余各棘突及椎旁无压痛，脊柱活动无明显受限，背部肌肉无痉挛或萎缩。右臀大肌下坐骨神经走行区压痛，右小腿足背外侧感觉减退，右伸踇趾肌力Ⅳ级。余四肢肌力Ⅴ级。双侧膝反射减退。直腿抬高试验左下肢阴性，右下肢抬高约 45° 阳性及加强试验阳性。屈颈试验阳性。下肢双巴宾斯基征阴性。

③辅助检查：MRI 示 L5/S1 椎间盘突出，压迫右侧神经根。

3）鉴别诊断：脊柱结核，其有结核特有症状（低热、盗汗、消瘦等），影像学检查可见明显骨质破坏。

（3）治疗

1）手术治疗：L5/S1 椎间盘突出髓核摘除术。

2）药物治疗：止痛，脱水消肿，预防下肢静脉血栓形成。

3）观察：下肢肌力及感觉减退症状。

（二）骨巨细胞瘤

1. 病史询问要点

（1）发病情况、时间和诱因：年龄，起病急、缓，患病时间等。

（2）主要症状的特点：有无典型关节疼痛，肿瘤接近关节腔时，出现肿胀、疼痛和功能障碍。

（3）诊治经过：初次就诊时间及治疗效果。

（4）鉴别诊断：需与骨囊肿、软骨细胞瘤、动脉瘤样骨囊肿等疾病加以鉴别。

（5）一般情况：精神、食欲及睡眠如何，大小便情况如何。

2. 体检要点　体温、呼吸、心率、血压，局部体征。

3. 见习步骤及讨论

（1）病例临床特点

1）病史：患者，性别 ×，×× 岁，左膝关节周围疼痛 1 年，加重 2 个月。

2）查体：左膝关节轻微肿胀，膝关节内侧偏下压痛明显，膝关节活动无明显障碍，未及明显肿物，表皮温稍高。

3）辅助检查：X 线显示左胫骨上端偏心性占位，侵及骨骺，呈溶骨膨胀性改变，边缘无硬化，呈肥皂泡样改变。

（2）诊断与鉴别诊断

1）诊断：左胫骨骨巨细胞瘤。

2）诊断依据：

①病史：左膝关节周围疼痛 1 年，加重 2 个月。

②体征：左膝关节轻微肿胀，膝关节内侧偏下压痛明显，膝关节活动无明显障碍，未及明显肿物，表皮温稍高。

③辅助检查：X 线显示左胫骨上端偏心性占位，侵及骨骺，呈溶骨膨胀性改变，边缘无硬化，呈肥皂泡样改变。

3）鉴别诊断：

①骨囊肿：X 线长骨干骺端有椭圆形、密度均匀的透明阴影，病变局限，与正常骨质间有明显界线，骨皮质膨胀变薄。

②软骨母细胞瘤：软骨母细胞瘤的溶骨区开始位于骨骺，倾向于越过生长软骨，向干骺端蔓延。在身体生长停止或即将停止时，生长软骨已经消失或即将消失时，如连续摄X线片，可清楚地看到肿瘤破坏和越过仍存在的生长软骨。

③动脉瘤样骨囊肿：偏于一侧的显著溶骨性病变，皮质变薄，呈吹气样，边缘有狭窄的硬化带，其中有粗或细的不规则小梁分隔成蜂窝状，部分病例可见骨膜反应。

（3）治疗

1）手术治疗：左膝人工肿瘤膝关节置换术。

2）药物治疗：止痛，对症，预防下肢静脉血栓形成。

3）观察：检查有无转移病灶存在。

（三）膝关节骨性关节炎

1. 病史询问要点

（1）发病情况、时间和诱因：年龄，发病急、缓，患病时间。

（2）主要症状的特点：膝关节疼痛、肿胀、功能受限、屈曲畸形等。

（3）伴随症状：肿胀，皮肤有无溃破，有无游走性疼痛等。

（4）诊治经过：初次就诊时间及治疗效果。

（5）鉴别诊断：类风湿性关节炎、风湿性关节炎。

（6）一般情况：精神、食欲及睡眠如何，大小便情况如何。

2. 体检要点　体温、呼吸、心率、血压，膝关节体征。

3. 见习步骤及讨论

（1）病例临床特点

1）病史：患者，性别 ×，70 岁，双膝疼痛，肿胀 3 年，加重 6 个月。

2）查体：双膝肿胀，压痛明显，屈曲 20° 畸形，主动活动明显受限，被动活动时髌股关节可及明显骨摩擦感。

3）辅助检查：站立位X线示双膝关节间隙明显狭窄，退变明显，大量骨赘形成。

（2）诊断与鉴别诊断

1）诊断：双膝关节骨性关节炎。

2）诊断依据：

①病史：患者，70岁，双膝疼痛，肿胀3年，加重6个月。

②体征：双膝肿胀，压痛明显，屈曲20° 畸形，主动活动明显受限，被动活动时髌股关节可及明显骨摩擦感。

③辅助检查：站立位X线示双膝关节间隙明显狭窄，退变明显，大量骨赘形成。

3）鉴别诊断：类风湿关节炎，其症状有晨僵、多关节受累、关节畸形等，X线显示软组织肿胀、骨质疏松及病情进展后的关节面囊性变、侵袭性骨破坏、关节面模糊、关节间隙狭窄、关节融合及脱位。

（3）治疗

1）手术治疗：双侧人工膝关节置换术。

2）药物治疗：止痛对症，预防下肢深静脉血栓形成。

3）观察：术后观察出血引流量，严密观察患者生命体征及伤口变化，严格预防感染。

（莫日格乐）

第三章　妇产科学

妇产科学是研究妇女一生各期生殖系统的变化以及与妊娠有关的生理和病理特点，并研究妇女保健和疾病防治的临床医学学科。它包括产科、围生医学、妇科、妇女保健、计划生育和优生。妇产科学是临床医学专业的专业课程，在理论课程讲授的基础上，通过见习教学，使学生对基础理论、基本知识和基本技能进行深入透彻的理解和运用，将课堂理论与临床实践相结合，学会如何询问病史和书写完整病历，正确掌握系统检查方法，了解疾病的诊断和治疗原则，培养学生独立思考、观察识别、思维理解、分析和解决问题的能力，充分发挥学生的主观能动性，为学生今后从事妇产科和其他临床学科的工作奠定理论和实践基础。临床医学本科专业妇产科学见习课 24 学时，6 次；影像、麻醉本科专业及蒙医专业妇产科学见习课 16 学时，4 次。本指导编写以临床医学专业为基准，麻醉、影像医学、蒙医专业见习参考指导内容，合并节次进行见习，并根据需要适当删减。

节数	临床医学专业		麻醉、影像医学及蒙医专业	
	内容	学时	内容	学时
见习一	妇产科常用临床技能模拟教学	4	妇产科常用临床技能模拟教学	4
见习二	妇产科门诊	4	妇产科门诊	4
见习三	妇科良性肿瘤与疾病	4	妇科肿瘤与疾病	4
见习四	妇科恶性肿瘤	4	产科病房见习（正常分娩及产褥期、异常分娩、妊娠期高血压疾病、产前出血）	4
见习五	正常分娩及产褥期	4		
见习六	异常分娩及妊娠期高血压疾病、产前出血	4		
总计		24		16

注：麻醉、影像医学及蒙医学专业，见习三与见习四合并，组成第三次见习；见习五与见习六合并，组成第四次见习。

见习一　妇产科常用临床技能模拟教学

【见习目的】

（一）掌握

1. 中晚期妊娠产科检查　腹部视诊、四步触诊、胎心听诊和骨盆外测量的相关方法、步骤。

2. 盆腔检查的内容、方法及步骤。

3.（分段）诊断性刮宫适应证、禁忌证。

4. 经阴道后穹穿刺术获得穿刺液的性质和结果判读。

（二）熟悉

1. 中晚期妊娠产科检查有关项目的临床意义。

2. 盆腔检查结果的记录。

3.（分段）诊断性刮宫手术操作流程。

4. 经阴道后穹穿刺术的适应证、禁忌证及手术操作流程。

（三）了解

1. 骨盆内测量的方法、步骤及相关径线的临床意义。

2. 阴道检查及肛门指诊检查的方法及临床价值。

3. 盆腔检查的基本要求。

4. 宫内节育器放置及取出术的适应证、禁忌证、手术步骤及放置宫内节育器的不良反应、并发症。

5. 诊断性刮宫注意事项。

6. 经阴道后穹穿刺术的注意事项。

备注：教师强调操作过程中的无菌观念及无菌操作。

【见习内容】

（一）中晚期妊娠产科检查

1. 腹部检查　注意事项、孕妇体位、检查者站位。

（1）腹部视诊。

（2）触诊：宫高、腹围、四步触诊。

（3）胎心听诊。

2. 骨盆外测量方法、步骤、正常值及临床意义。

3. 阴道检查及肛门指诊检查的方法及临床价值。

（二）盆腔检查

即妇科检查，包括外阴、阴道、宫颈、宫体及双侧附件检查。

1. 基本要求。

2. 检查方法

（1）外阴部检查。

（2）阴道窥器检查。

（3）双合诊：检查方法、内容。

（4）三合诊。

（5）直肠腹部诊。

（6）盆腔检查结果的记录。

（三）（分段）诊断性刮宫

1. 适应证及禁忌证。

2. 手术流程及注意事项。

（四）宫内节育器放置及取出术

1. 详细讲解手术适应证、禁忌证及放置宫内节育器的不良反应、并发症。

2. 模型模拟操作手术流程。

（五）经阴道后穹穿刺术

1. 详细讲解手术适应证、禁忌证及穿刺液的性质和结果判读。

2. 模型模拟操作手术流程。

备注：注意爱伤意识、人文关怀等，注重操作技能。

【见习准备】

1. 所有操作项目的手术流程录像。

2. 产科检查、盆腔检查、诊断性刮宫、宫内节育器放置及取出、经阴道后穹穿刺术的相关操作模型与相关操作器械，如骨盆内外测量器、胎心听诊仪、节育器、刮宫包、穿刺针等。

【见习步骤及安排】

1. 告知见习医师本次见习的目的及具体要求。

2. 集中讲解上述见习内容的相关知识。

3. 集中观看各项操作项目的关键视频内容。

4. 分组利用模型进行相关操作的模拟训练。

5. 分组讨论操作过程中遇到的问题及难点。

6. 总结见习内容，解决学生提出的问题及难点，布置课后思考题、推荐参考书籍。

（赵荣伟）

见习二　妇产科门诊

【见习目的】

（一）掌握

1. 门诊常见疾病的病史询问及门诊病历书写方法。

2. 盆腔检查的方法、内容及步骤。

3. 四步触诊、胎心听诊、骨盆外测量的方法。

（二）熟悉

1. 盆腔检查结果的记录。

2. 常见阴道炎症的种类及分泌物化验结果的判读。

3.（分段）诊断性刮宫手术操作流程。

4. 宫内节育器放置及取出术的操作流程。

5. 宫颈疾病常用辅助检查方法　如宫颈脱落细胞学检查（TCT）、人乳头瘤病毒（HPV）及阴道镜检查、宫颈活组织检查等的操作流程及临床价值。

6. 宫腔镜检查的手术适应证、禁忌证及手术操作流程。

（三）了解

1. 妊娠各期产前检查的次数、内容与具体方案。

2. 遗传咨询、产前筛查、产前诊断及胎儿干预的方法。

3. LEEP 术、宫颈电烙术的手术适应证及操作流程。

备注：带教教师要认真准备门诊常见病的病例模板，要求每位见习医生在实习期间书写一份门诊常见疾病的病历。

【见习内容】

1. 重点介绍门诊常见疾病的病史询问及门诊病历书写方法。

2. 重点介绍盆腔检查的内容、方法及步骤，并观摩或亲自完成至少 1 例盆腔检查，记录检查结果。

3. 详细介绍四步触诊、胎心听诊、骨盆外测量的方法、内容及临床意义。

4. 详细介绍 TCT、HPV 及阴道镜检查、宫颈活组织检查等的操作流程及临床价值，并观摩相关操作流程。

5. 详细介绍常见阴道炎症种类、分泌物特点、涂片化验的特征，并观摩至少 1 例典型阴道炎症的分泌物特点及分泌物涂片的特征。

6. 一般介绍宫腔镜检查的手术适应证、禁忌证及手术操作流程。

7. 一般介绍 LEEP 术、宫颈电烙术的手术适应证及操作流程。

8. 一般介绍妊娠各期产前检查的次数、内容与具体方案。

9. 一般介绍遗传咨询、产前筛查、产前诊断及胎儿干预的方法。

10. 观摩诊断性刮宫、宫内节育器放置及取出、宫腔镜检查、宫颈 LEEP 术及宫颈电烙术的手术操作流程。

【见习准备】

1. 典型阴道炎症涂片、典型阴道镜图片及宫颈病变图片。

2. 提前与门诊出诊专家、手术室医师联系，并征得患者的同意与配合。

【见习步骤及安排】

1. 告知见习医师本次见习的目的及具体要求。

2. 集中讲解上述实习内容的相关知识。

3. 分组（2～3 人一组）询问具有典型临床表现的患者的现病史，并书写门诊简易病历一份。

4. 分组（2～3 人一组）询问 1 例产前检查患者的现病史，并书写产科门诊病历一份。

5. 观摩 2～3 例产前检查患者的产检内容及方案。

6. 分组（2～3 人一组）观摩盆腔检查、阴道涂片、宫颈 TCT、HPV 检查方法，有条件时亲自操作。

7. 分组（2～3 人一组）观摩典型阴道炎症的分泌物特点及涂片特征。

8. 分组（2～3 人一组）观摩上述所有手术操作流程。

9. 遗传实验室了解遗传咨询、产前筛查、产前诊断及胎儿干预的方法。

10. 教师、学生共同分组讨论和完善各组询问病史的完整性、病历书写的规范性及疾病诊治原则的正确性，有条件时可采用 PBL 教学方法。

11. 结合理论授课知识集中讨论、点评各组询问病史的完整性、病历书写的规范性及疾病诊治原则的正确性情况，将理论知识、临床思维、人文伦理知识及医患交流技巧等贯穿始终。

12. 总结见习内容，解决学生提出的问题及难点，布置课后思考题，推荐参考书籍。

（赵荣伟）

见习三　妇科良性肿瘤与疾病

【见习目的】

（一）掌握

子宫肌瘤、卵巢良性肿瘤、异位妊娠及功能失调性子宫出血（简称功血）的病史采集、临床表现、诊断及治疗原则。

（二）熟悉

1. 卵巢良性肿瘤的种类，肿瘤标志物的意义，卵巢肿瘤的鉴别诊断。

2. 卵巢肿瘤并发症的诊断及处理。

3. 子宫肌瘤的分类及病理改变。

4. 异位妊娠的病因、临床经过和鉴别诊断。

5. 功血的分类及子宫内膜的病理改变。

（三）了解

目前子宫肌瘤、卵巢肿瘤、异位妊娠的治疗方式。

【见习内容】

1. 子宫肌瘤。

2. 卵巢良性肿瘤。

3. 异位妊娠及功血。

【见习准备】

带教老师准备子宫肌瘤、卵巢良性肿瘤、异位妊娠及功血的病例各 2 ~ 3 例，尽量选择病史典型的病例，并且具有较完善的辅助检查结果，如超声检查和肿瘤标志物检验结果等；学生需要预习实习内容及病历书写的相关章节内容。

【见习步骤及安排】

1. 教师在示教室集中讲解本次实习的内容、目的、要求。在医疗行为中，注意保护性医疗制度，注意保护患者的隐私，关心体贴患者，取得患者的配合。要求学生通过本次实习掌握子宫肌瘤、卵巢良性肿瘤、异位妊娠及功血的病史采集、查体要点、辅助检查、临床表现、诊断及治疗原则，熟悉卵巢良性肿瘤的种类、肿瘤标志物的临床意义、卵巢良性肿瘤的鉴别诊断及卵巢肿瘤并发症的诊断及处理，熟悉子宫肌瘤的分类与症状的关系，熟悉异位妊娠的病因及鉴别诊断，熟悉功血的分类。

2. 带教老师带领学生查看 1 位卵巢良性肿瘤或子宫肌瘤的典型患者，示范询问病史、相关查体的方法与要点。回到示教室利用多媒体示教该患者的辅助检查结果，帮助学生分析辅助检查的临床意义、诊断依据、鉴别诊断及治疗原则。

3. 将学生 2 ~ 3 人分成 1 组，男女学生搭配，去查看准备的子宫肌瘤、卵巢良性肿瘤、异位妊娠及功血的患者，完成询问病史及相关查体。回到示教室，结合辅助检查，每组选择 1 位学生汇报本组病例的病史，总结主诉、相关的阳性体征及辅助检查结果，小组的其他学生再做补充，最后由带教老师给予评价，指出不足或错误之处，并讲授正确的方法，让学生通过本次实习掌握子宫肌瘤、卵巢良性肿瘤、异位妊娠及功血的症状、体征，并讨论治疗方案。

【见习病例】

(一)卵巢良性肿瘤

1. 病史询问要点　年龄、婚育史、月经史，症状如腹胀、腹部包块、腹痛、压迫症状等，检查及治疗经过。

2. 体检要点　下腹部查体，注意包块的大小、表面是否光滑、活动度、压痛、移动性浊音；妇科检查双合诊或三合诊，未婚者肛诊。可在子宫的一侧或双侧触及圆形或椭圆形肿块，多为囊性，表面光滑，活动度好。

3. 见习步骤及讨论

(1)将学生 2～3 人分成 1 组，男女学生搭配，去查看准备的卵巢良性肿瘤患者，完成病史询问及相关查体。

(2)回到示教室，结合辅助检查，每组选择 1 位学生汇报本组病例的病史，总结主诉及查体的阳性体征、辅助检查结果，小组的其他学生再做补充。

(3)最后由带教老师给予评价，指出不足或错误，并讲授正确的方法，让学生通过这个病例掌握卵巢良性肿瘤的症状、体征，并讨论治疗方案。

(4)老师留课后思考题 2～3 个。

(二)子宫肌瘤

1. 病史询问要点　年龄、婚育史、月经史，症状如月经改变的特点、周期、经期、经量，腹部包块、腹痛、压迫症状等，检查及治疗经过。

2. 体检要点　腹部触诊，注意包块的大小、表面是否光滑、活动度、压痛，妇科检查双合诊或三合诊，未婚者肛诊。可触及子宫增大，表面凹凸不平；黏膜下肌瘤位于宫腔者子宫均匀增大，如脱出子宫颈外口者可见宫口有红色实性肿物，有蒂来自宫腔，注意患者有无贫血。

3. 见习步骤及讨论

(1)将学生 2～3 人分成 1 组，男女学生搭配，去查看准备的子宫肌瘤患者，完成病史询问及相关查体。

(2)回到示教室，结合辅助检查，每组选择 1 位学生汇报本组病例的病史，总结主诉、查体的阳性体征及辅助检查结果，小组的其他学生再做补充。

(3)最后由带教老师给予评价，指出不足或错误，并讲授正确的方法，让学生通过这个病例掌握子宫肌瘤的诊断依据，并讨论治疗方案。

(4)老师留课后思考题 2～3 个。

(三)异位妊娠

1. 病史询问要点　年龄，婚育史，注意有无剖宫产史，月经史，末次月经的时间，阴道出血的时间、出血量，有无肉样物排出；症状如腹痛的程度、有无晕厥等；检查及治疗经过。

2. 体检要点　腹部查体，注意腹部有无膨隆，叩诊移动性浊音，触诊有无包块，注意结膜有无苍白。测量血压、脉搏，注意有无休克。妇科检查双合诊或三合诊，阴道少量血迹，宫颈举痛，子宫饱满，附件区增厚或可触及包块，边界不清，触痛明显，内出血多时，子宫可有漂浮感。

3. 见习步骤及讨论

(1)将学生 2～3 人分成 1 组，男女学生搭配，去查看准备的异位妊娠患者，完成询问病史及相关查体。

（2）回到示教室，结合辅助检查，每组选择1位学生汇报本组病例的病史，总结主诉、查体的阳性体征及辅助检查结果，小组的其他学生再做补充。

（3）最后由带教老师给予评价，指出不足或错误，并讲授正确的方法，让学生通过这个病例掌握异位妊娠的诊断依据，并讨论治疗方案。

（4）老师留课后思考题2～3个。

（四）功能失调性子宫出血

1. 病史询问要点　年龄，婚育史，月经史，末次月经的时间，阴道出血的时间、出血量，有无肉样物排出；月经异常的持续时间；检查及治疗经过，如有雌激素、孕激素治疗，一定详细询问治疗的方法、效果，诊刮的病理结果。

2. 体检要点　腹部触诊，注意腹部有无压痛，注意结膜有无苍白。妇科检查双合诊或三合诊（未婚者肛诊），注意阴道出血量、出血来源，宫颈是否光滑，子宫大小及双附件区情况。

3. 见习步骤及讨论

（1）将学生2～3人分成1组，男女学生搭配，去查看准备的功血患者，完成询问病史及相关查体。

（2）回到示教室，结合辅助检查，每组选择1位学生汇报本组病例的病史，总结主诉、查体的阳性体征及辅助检查结果，小组的其他学生再做补充。

（3）最后由带教老师给予评价，指出不足或错误，并讲授正确的方法，让学生通过这个病例掌握功血的诊断依据，并讨论治疗方案。

（4）老师留课后思考题2～3个。

（齐红岩）

见习四　妇科恶性肿瘤

【见习目的】

（一）掌握

宫颈癌、子宫内膜癌、卵巢癌、滋养细胞肿瘤的病史采集、临床表现及诊断。

（二）熟悉

1. 卵巢恶性肿瘤的种类，肿瘤标志物的意义，恶性卵巢肿瘤的鉴别诊断。

2. 卵巢交界性肿瘤的诊断及处理原则。

3. 子宫内膜癌的病理类型，分段诊刮的意义，子宫内膜癌的鉴别诊断。

4. 侵蚀性葡萄胎与绒癌的鉴别。

（三）了解

1. 宫颈癌的临床分期，子宫内膜癌、卵巢恶性肿瘤的手术病理分期，滋养细胞肿瘤的解剖学分期。

2. 子宫内膜癌的高危因素、转移途径。

3. 宫颈癌、子宫内膜癌、卵巢癌、滋养细胞肿瘤的治疗原则。

【见习内容】

1. 宫颈癌

2. 子宫内膜癌

3. 卵巢癌

4. 滋养细胞肿瘤

【见习准备】

带教老师准备宫颈癌、子宫内膜癌、卵巢癌、滋养细胞肿瘤的病例各 2～3 例，尽量选择病史典型的病例，且具有完善的辅助检查结果，如超声、宫颈活检、诊刮病理、CT、核磁及肿瘤标志物等。学生预习以上见习内容的相关理论知识。

【见习步骤及安排】

1. 教师在示教室集中讲解本次实习的内容、目的、要求。在医疗行为中，注意保护性医疗制度，注意保护患者的隐私，关心体贴患者，取得患者的配合。要求学生通过本次实习掌握宫颈癌、子宫内膜癌、卵巢癌、滋养细胞肿瘤的病史采集方法、查体要点、辅助检查项目、临床表现及诊断要点，熟悉卵巢恶性肿瘤、交界性肿瘤的种类，肿瘤标志物的意义，卵巢恶性肿瘤的鉴别诊断及卵巢交界肿瘤的诊断及治疗，熟悉子宫内膜癌分段诊刮的意义，熟悉侵蚀性葡萄胎与绒癌的鉴别。

2. 带教老师带领学生查看 1 位卵巢癌的典型患者，示范询问病史、相关查体的方法与要点，回到示教室利用多媒体示教该患者的辅助检查结果，帮助学生分析辅助检查的临床意义，讲解疾病的诊断依据、鉴别诊断要点及治疗原则。

3. 将学生 2～3 人分成 1 组，男女学生搭配，去查看准备的宫颈癌、子宫内膜癌、卵巢癌、滋养细胞肿瘤患者，完成病史询问及相关查体。回到示教室，结合辅助检查，每组选择 1 位学生汇报本组病例的病史，总结主诉、查体的阳性体征及辅助检查结果，小组的其他学生再做补充，最后由带教老师给予评价，指出不足或错误，并讲授正确的方法，让学生通过本次见习掌握宫颈癌、子宫内膜癌、卵巢癌、滋养细胞肿瘤的症状、体征，并讨论治疗方案。

【见习病例】

（一）卵巢恶性肿瘤

1. 病史询问要点　年龄，婚育史及月经史，症状如腹胀、腹部包块、腹水、腹痛、压迫症状、消瘦、贫血及阴道出血等，检查及治疗经过。

2. 体检要点　腹部查体，注意包块的大小、表面是否光滑、活动度、压痛、移动性浊音；注意锁骨上、腹股沟有无肿大的淋巴结；妇科检查双合诊、三合诊或未婚者肛诊可在子宫的一侧或双侧触及实性或囊实性肿块，表面不光滑，活动度差，与子宫分界不清，常伴有腹水。在子宫直肠窝常可触及不规则结节。

3. 见习步骤及讨论

（1）将学生 2～3 人分成 1 组，男女学生搭配，去查看准备的卵巢恶性肿瘤患者，完成病史询问及相关查体。

（2）回到示教室，结合辅助检查，每组选择 1 位学生汇报本组病例的病史，总结主诉、查体的阳性体征及辅助检查结果，小组的其他学生再做补充。

（3）最后由带教老师给予评价，指出不足或错误，并讲授正确的方法，让学生通过这个病例掌握卵巢恶性肿瘤的症状、体征，并提出讨论治疗方案。

（4）带教老师留思考题 2～3 个。

（二）宫颈癌

1. 病史询问要点　年龄，婚育史及月经史，症状如接触性阴道出血、血性分泌物、白带情况及与月经的关系；有无阴道排液，检查及治疗经过。

2. 体检要点　注意锁骨上、腹股沟有无肿大的淋巴结；妇科检查三合诊，看宫颈的改变。外生型：息肉状、菜花状、质脆易出血；内生型：宫颈质硬，桶状，晚期溃疡或空洞，分泌物恶臭；阴道受累时阴道壁变硬，宫旁组织受累时，三合诊检查可及子宫旁的组织增厚、结节状、质硬并做出临床分期。

3. 见习步骤及讨论

（1）将学生 2 ~ 3 人分成 1 组，男女学生搭配，去查看准备的宫颈癌患者，完成病史询问及相关查体。

（2）回到示教室，结合辅助检查，每组选择 1 位学生汇报本组病例的病史，总结主诉、查体的阳性体征及辅助检查结果，小组的其他学生再做补充。

（3）最后由带教老师给予评价，指出不足或错误，并讲授正确的方法，让学生通过这个病例掌握宫颈癌的症状、体征，并讨论治疗方案。

（4）带教老师留思考题 2 ~ 3 个。

（三）子宫内膜癌

1. 病史询问要点　年龄，婚育史及月经史，症状如阴道出血或绝经后出血、出血量及颜色、与月经的关系；有无阴道排液，注意有无子宫内膜癌的高发因素；检查、治疗经过，特别是诊刮的病理。

2. 体检要点　注意锁骨上、腹股沟有无肿大的淋巴结；妇科检查双合诊或三合诊，早期妇科检查可无异常发现；晚期子宫增大，合并宫腔积脓时子宫增大有压痛；癌浸润周围组织时子宫固定，或宫旁有不规则结节。

3. 见习步骤及讨论

（1）将学生 2 ~ 3 人分成 1 组，男女学生搭配，去查看准备的子宫内膜癌患者，完成病史询问及相关查体。

（2）回到示教室，结合辅助检查，每组选择 1 位学生汇报本组病例的病史，总结主诉、查体的阳性体征及辅助检查结果，小组的其他学生再做补充。

（3）最后由带教老师给予评价，指出不足或错误，并讲授正确的方法，让学生通过这个病例掌握子宫内膜癌的症状、体征，并讨论治疗方案。

（4）带教老师留思考题 2 ~ 3 个。

（四）滋养细胞肿瘤

1. 病史询问要点　年龄，婚育史及月经史，特别询问末次妊娠的性质，是宫内妊娠？流产？还是葡萄胎？注意治疗经过、血绒毛膜促性腺激素（HCG）的变化经过；症状如阴道出血、量、色，与月经的关系；有无咳嗽、咯血、头痛及晕厥等；检查、治疗经过。

2. 体检要点　妇科检查双合诊或三合诊，注意外阴阴道有无紫蓝色结节，注意子宫的大小，表面是否光滑，双附件是否有囊肿。

3. 见习步骤及讨论

（1）将学生 2 ~ 3 人分成 1 组，男女学生搭配，去查看准备的滋养细胞肿瘤患者，完成病史询问及相关查体。

（2）回到示教室，结合辅助检查，每组选择 1 位学生汇报本组病例的病史，总结主诉、查体的阳性体征及辅助检查结果，小组的其他学生再做补充。

（3）最后由带教老师给予评价，指出不足或错误，并讲授正确的方法，让学生通过这个病例掌握滋养细胞肿瘤的症状、体征，并讨论治疗方案。

（4）带教老师留思考题 2～3 个。

（齐红岩）

见习五　正常分娩及产褥期

【见习目的】

（一）掌握

1. 临产的定义。

2. 正常分娩三个产程的临床表现。

3. 正常产褥期的临床表现。

4. 产科病历的书写。

（二）熟悉

1. 枕先露（左枕前）的分娩机制。

2. 待产常规、观察宫缩以及产程进展。

3. 新生儿出生后的常规处理（脐带结扎，了解新生儿评分标准）。

4. 正常产褥期的处理。

（三）了解

1. 正常分娩三个产程的处理。

2. 产科宫缩剂的使用及注意事项。

3. 产程曲线的临床应用及意义。

4. 会阴切开与缝合方法。

5. 肛查、阴道检查的内容。

6. 胎儿电子监护的原理，能认识简单的胎监图。

7. 异常产褥的临床表现及处理。

【见习内容】

1. 熟悉待产常规、观察宫缩以及产程进展，了解产程曲线的临床应用及意义，了解各产程的一般处理。了解肛查、阴道检查的内容。

2. 了解产科宫缩剂的使用及注意事项。

3. 重点观察正常分娩，以加深对枕前位分娩机转的理解，观察胎盘剥离的征象及胎盘、脐带、胎膜的结构，了解会阴侧切、新生儿 Apgar 评分的内容，如何处理新生儿。

4. 到病房查产妇，熟悉正常产褥的临床表现及处理，了解异常产褥的临床表现及处理。

5. 掌握产科病历的书写。

6. 了解胎儿电子监护的基本内容，如胎心基线率 110～160 次/分，胎心率一过性变换如早期减速、变异减速、晚期减速等及其意义，了解预测胎儿宫内储备能力的无应激试验（NST）及宫缩激惹试验（OCT），能认识简单的胎监图。

7. 熟悉产后出血的原因及防治。

【见习准备】

1. 准备正常分娩待产孕妇、胎膜早破、胎儿窘迫孕妇及正常产褥期产妇各 2 ~ 3 例。

2. 上述每个病例准备 1 ~ 2 份产科病历。

3. 准备胎监图。

4. 要求学生预习上述见习内容的理论知识。

【见习步骤及安排】

教师集中学生讲解见习的内容、目的及要求，学生分组，全面介绍产房环境、产房无菌观念。

（一）观察产程、正常分娩

1. 待产室及产房组，熟悉产房的无菌观念

2. 学习如何判断临产

3. 观察及处理三个产程

（1）第一产程：

1）关心患者的全面情况：血压、脉搏、饮食、大小便，有何不适、有何顾虑，给予解释，精神安慰鼓励，必要时可行无痛分娩，定时督促排尿，注意膀胱是否排空，有合并症者给予处理。

2）观察宫缩情况：什么叫正常宫缩？持续时间、间隔、强度。学习发现异常宫缩、宫缩乏力的诊断及处理，了解哌替啶、地西泮及缩宫素的应用。

3）听胎心、学习胎心监护，了解胎儿窘迫的诊断及处理。

4）胎膜早破的诊断及处理。

5）了解肛查及阴道检查的内容。

6）通过产程图观察产程及进行处理。

7）何时准备消毒接生，初产妇及经产妇的区别。

（2）第二产程：重点学习观摩正常阴道分娩及正常新生儿的处理。

1）宫口开全的特点。

2）外阴消毒铺单。

3）指导产妇用力。

4）复习正常分娩机转（可结合临床和模型来理解）。

5）断脐，新生儿处理（清理呼吸道、脐带处理、Apgar 评分）。

6）了解新生儿 Apgar 评分内容，结合产房新生儿窒息复苏流程图了解如何进行新生儿窒息复苏。

（3）第三产程：

1）胎盘剥离的征象：子宫收缩、阴道流血、脐带下降。

2）了解正常胎盘的大体结构，检查胎盘胎膜是否完整。

3）结合产房产后出血的急救流程图，熟悉产后出血的原因及防治。

（二）询问病史及检查产妇，掌握产褥期的内容

1. 由教师讲解产科病历的书写特点，学生采集病史，并书写产科病历一份。

2. 由教师带领学生到病房示教正常产褥期的查体。

（1）正常产褥期观察的内容

1）乳腺及泌乳。

2）子宫复旧：产后宫底脐下一指，产后第1日略上升至脐平，以后每日下降1～2 cm，至产后10日降至盆腔。

3）阴道恶露：血性恶露持续3～4日，浆液恶露持续10日左右，白色恶露持续3周。

4）会阴侧切口的愈合情况。

5）新生儿的检查：囟门，何为胎便，新生儿喂养、黄疸情况、脐带护理。

（2）常见异常产褥的诊断及处理

1）产褥感染。

2）尿潴留。

3）乳头皲裂。

4）乳腺炎。

【见习病例】

（一）正常待产孕妇病例

1. 病史询问要点

（1）停经时间，胎动出现时间，腹痛情况，阴道流水、流血情况。

（2）胎动情况。

（3）孕期产检情况。

2. 体检要点

（1）四步触诊。

（2）阴道检查或肛查。

（3）辅助检查：超声检查及胎心监护。

3. 见习步骤及讨论

（1）先询问病史。

（2）检查孕妇。

（3）辅助B超及胎心监护。

（二）胎膜早破疾病

1. 病史询问要点

（1）阴道流水时间及颜色。

（2）阴道流水与腹痛（宫缩）的关系：阴道流水先于腹痛。

2. 体检要点

（1）阴道有羊水流出，颜色。

（2）实验检查是否胎膜早破，如阴道液pH试纸测定等检查。

（3）胎监有无宫缩。

3. 见习步骤及讨论

（1）先询问病史。

（2）检查孕妇。

（3）辅助B超及胎心监护。

（三）胎儿窘迫疾病

1. 病史询问要点　孕妇自觉胎动情况。

2. 体检要点

（1）胎心监护有无胎心基线率变异减少或消失、重度可变减速、晚期减速。
（2）B 超检查：羊水情况、胎盘情况。
3. 见习步骤及讨论
（1）询问病史。
（2）检查孕妇。
（3）辅助胎心监护及 B 超检查。

（四）正常分娩产褥期的病例

1. 病史询问要点
（1）产后时间。
（2）生命体征，尤其体温情况。
（3）泌乳情况。
（4）阴道恶露情况，色、量、有无异味。
（5）饮食及大小便情况。
2. 查体要点
（1）有无贫血貌。
（2）乳腺有无乳汁分泌，有无红肿、硬结、皲裂、凹陷。
（3）子宫复旧情况：宫底高度、轮廓、有无压痛。
（4）阴道恶露，色、量、有无异味。
（5）会阴侧切口愈合情况，有无红肿、渗出。
（6）褥汗：产后 1 周内皮肤排泄功能旺盛，排出大量汗液，以夜间及初醒时更明显。
3. 见习步骤及讨论
（1）询问病史。
（2）检查产妇。

（易媛媛）

见习六　异常分娩及妊娠期高血压疾病、产前出血

【见习目的】

（一）掌握

1. 影响分娩的四大因素，重点是产力、产道、胎儿（胎位异常）及三者间的相互关系对分娩的影响。

2. 妊娠期高血压疾病的临床表现、分类、诊断及治疗原则的变化。

3. 产前出血、胎盘早剥、前置胎盘的临床表现、分类、诊断及治疗。

（二）熟悉

1. 子宫收缩乏力的分类及处理。

2. 熟悉骨产道三个平面狭窄的临床表现及处理，软产道异常对分娩的影响。

3. 熟悉胎位异常，如臀位的诊断及处理。

（三）了解

1. 了解胎位异常　胎头高直位、前不均倾位、面先露、复合先露的处理。
2. 了解妊娠期高血压疾病的病因、病理生理变化及对母儿的影响。
3. 了解前置胎盘、胎盘早剥的病因。

【见习内容】

1. 熟悉难产的常见原因及如何处理。
2. 重点观察子宫收缩乏力的临床表现及处理。
3. 重点观察胎位异常，如持续性枕横位、枕后位的临床表现及处理。
4. 熟悉臀位的分类、诊断及处理。
5. 掌握妊娠期高血压疾病的临床表现、诊断及处理原则。
6. 掌握胎盘早剥的分类、临床表现及诊断处理。
7. 掌握前置胎盘的分类、临床表现及诊断处理。
8. 了解处理难产的常见助产手段　产钳、胎头吸引、子宫下段剖宫产术。

【见习准备】

1. 从产力性难产、产道性难产及胎位异常中选 1～2 例进行分析讨论，了解决定分娩的三个因素间的相互关系及各种难产在临床上的处理原则。

2. 准备难产的产程图、产程进展来鉴别产力有无异常。

3. 由教师带领学生示教几例妊娠期高血压疾病、前置胎盘、胎盘早剥的患者，以问答方式带领学生讨论妊娠期高血压疾病、前置胎盘、胎盘早剥的定义、临床分类及表现，结合产科住院患者讨论其治疗。

4. 准备难产处理的胎头吸引器、产钳、处理难产的子宫下段剖宫产术的录像。

【习步骤及安排】

教师集中讲解本次实习的内容、目的及要求。

1. 观察产程或产程图，掌握异常分娩的处理原则。

（1）常见子宫收缩乏力的处理，有几种增加子宫收缩力的方法。

（2）胎位异常所致的难产，如持续性枕横位、枕后位的判断。

（3）臀位的处理。

（4）如何观察常见产道异常及处理。

2. 讨论妊娠期高血压疾病、前置胎盘、胎盘早剥的病历，讨论诊断方法、处理。然后教师带领学生巡视几例妊娠期高血压疾病、前置胎盘、胎盘早剥的患者，以问答方式带领学生讨论妊娠期高血压疾病、前置胎盘、胎盘早剥的定义、临床分类及表现，结合产科住院患者讨论其治疗。

【见习病例】

（一）异常分娩

1. 病史询问要点

（1）孕期检查的情况。

（2）既往有无难产病史。

2. 体检要点

（1）子宫收缩乏力的异常分娩

1）子宫收缩情况：子宫收缩持续时间短，间隔时间长且不规律，用手指压宫底部肌壁可出现凹陷。

2）产程图表现：胎先露下降受阻，持续性枕横位或枕后位。

3）胎心监护：子宫收缩持续时间短，间隔时间长且不规律。

（2）产道异常导致的异常分娩

1）骨盆入口狭窄：产科四步触诊及阴道检查，胎头衔接受阻，胎头跨耻征阳性，出现胎膜早破及梗阻性难产（病理性缩复环、肉眼血尿）。

2）中骨盆平面狭窄：持续性枕横位及枕后位，活跃晚期及第二产程延长或停滞。

3）骨盆出口狭窄：第二产程停滞及继发宫缩乏力。

（3）胎位异常导致异常分娩：持续性枕横位及枕后位阴道及肛诊检查，产程图显示活跃晚期及第二产程延长。

3. 见习步骤及讨论

（1）先询问病史。

（2）检查孕妇。

（3）辅助检查：B 超、胎心监护及产程图。

（二）妊娠期高血压疾病

1. 病史询问要点　既往有无高血压病史，有无头晕、头痛、视力改变、上腹不适等，血压升高的时间。

2. 体检要点

（1）子宫大小与孕周是否符合，水肿情况、尿量及尿色、视力。

（2）胎心监护有无胎心基线率变异减少或消失、重度可变减速、晚期减速。

（3）B 超检查：胎儿大小，有无胎儿发育迟缓、有无胎盘早剥、羊水量及胎盘成熟度。

（4）相关实验室检查的内容。

3. 见习步骤及讨论

（1）询问病史。

（2）检查孕妇。

（3）辅助胎心监护及 B 超检查。

（三）前置胎盘

1. 病史询问要点

（1）典型症状为妊娠晚期或临产时发生无诱因、无痛性反复阴道流血。

（2）停经孕周、胎动、腹痛情况。

2. 体检要点

（1）有无贫血貌及休克。

（2）腹部检查：子宫软，无压痛，大小与妊娠周数相符，可有先露高浮，伴发胎位异常。

（3）如为前壁胎盘可闻及胎盘杂音。

（4）子宫收缩有间歇。

3. 见习步骤及讨论

（1）询问病史。

（2）检查孕妇。

（3）辅助检查：

1）超声检查是主要诊断依据。

2）胎心监护。

（4）产后检查胎盘及胎膜。

（四）胎盘早剥

1. 病史询问要点

（1）有无持续性腹痛、阴道流血、休克。

（2）有无妊娠期高血压病史、慢性肾疾病、慢性高血压、外伤史。

（3）停经时间及胎动情况。

2. 体检要点

（1）有无贫血貌，贫血与阴道流血量是否相符。

（2）腹部检查：子宫大于妊娠周数，典型见子宫板样硬，宫缩间歇时不能松弛，胎位不清，胎心消失。

（3）阴道流血情况。

（4）分娩后检查胎盘可见凝血块压迹。

3. 见习步骤及讨论

（1）询问病史。

（2）检查孕妇。

（3）辅助检查：超声检查及实验室检查有无 DIC。

（易媛媛）

第四章　儿科学

儿科学是临床医学范畴中的二级学科，它的研究内容包括儿童的生长发育规律、各种疾病的发生、发展规律及临床诊断和治疗的理论和技术等。其宗旨是保障儿童和健康，提高生命质量。在系统学习儿科学理论课的基础上，通过教学实习，使学生对基础理论、基本知识和基本技能进行深入透彻的理解和运用，将课堂理论与临床实践相结合，学会如何询问病史和书写完整病历，正确掌握各系统检查方法，了解疾病的诊断和治疗原则，培养学生独立思考、观察识别、思维理解、分析和解决问题的能力，充分发挥学生的主观能动性。大纲中规定见习目的，分为掌握、熟悉、了解三个层次，供教师备课、学生学习参考，也为考试试题提供依据，以掌握和熟悉内容为主，在教学内容与方法中，强调重点、难点讲解。根据培养方案的要求，临床医学本科专业儿科学见习课 24 学时，6 次；影像、麻醉本科专业儿科学见习课 16 学时，4 次；蒙医专业儿科学见习课 12 学时，3 次。本指导编写以临床医学专业为基准，麻醉、影像医学、蒙医专业见习参考指导内容，合并节次进行见习，并根据需要适当删减。

节数	临床医学专业		麻醉、影像医学专业		蒙医专业	
	内容	学时	内容	学时	内容	学时
见习一	体格检查、病历书写	4	体格检查、病历书写、营养性疾病	4	体格检查、病历书写、营养性疾病	4
见习二	消化系统疾病和营养性疾病	4	呼吸系统疾病和循环系统疾病	4	呼吸系统疾病和循环系统疾病	4
见习三	呼吸系统疾病	4	免疫系统疾病和泌尿系统疾病	4	泌尿系统疾病和神经系统疾病	4
见习四	循环系统疾病和免疫性疾病	4	血液系统疾病和神经系统疾病	4		
见习五	泌尿系统疾病	4				
见习六	血液系统疾病和神经系统疾病	4				
总计		24		16		12

[注]：

1. 麻醉、影像医学专业　见习一与见习二中的营养性疾病合并，组成第一次见习；见习三与见习四的循环系统疾病合并，组成第二次见习；见习四的免疫系统疾病与见习五合并，组成第三次见习；见习六为第四次见习。

2. 蒙医学专业　见习一与见习二中的营养性疾病合并，组成第一次见习；见习三与见习四的循环系统疾病合并，组成第二次见习；见习五和见习六的神经系统疾病合并，组成第三次见习。

见习一 儿科病历书写和体格检查

【见习目的】

（一）掌握

1. 询问病史的方法和注意事项。

2. 体格检查及书写病历的方法及注意事项。

（二）熟悉

儿科患者病史的特点。

（三）了解

与家长和患儿沟通的方法。

【见习内容】

选择儿科常见病和典型病例实习，问病史和体格检查

【见习准备】

1. 教师选择实习内容中所要求的病例，尽量选择有典型病史和体征、辅助检查结果较完善的病例（如心电图、X线片、CT片、MRI片、心脏彩超、各种生化指标及常规化验等），共6～8例。

2. 体格检查所需教具：听诊器、叩诊锤、皮尺、血压计、体格检查DVD光盘。

【见习步骤及安排】

1. 教师在示教室先给学生详细讲解儿科患者病史的特点，询问病史和体格检查及书写病历的方法和注意事项（1h），讲解住院病历的书写格式。

（1）病史采集方法和注意事项：

1）儿科患者的病史采集主要靠家长或老师提供，小婴儿不会说话，学龄前儿童虽然会讲话，但常常不能准确描述自己的病史，这是儿科患者不同于成人的特点。

2）病史的采集要准确，要点是认真听、重点问，必要时可以提示。

3）礼貌待人，态度要和蔼亲切，语言要通俗易懂，要注重与家长的沟通，关心家长和孩子，尊重家长和孩子的隐私并为其保密。

（2）病史采集内容：详细讲解每一项内容。

1）一般内容：基本与成人病历相同。注意年龄要精确，新生儿记录小时数、天数，1岁以内小儿记录月数，记录好家长的联系方式。

2）主诉：用病史提供者的语言概括主要症状或体征及其时间。

3）现病史：同成人病历。包括起病情况、患病时间、病因诱因、主要症状特点、伴随症状、诊治经过、病情演变、一般情况、已经做过的检查及结果。有鉴别意义的有关症状，包括阴性症状，也应询问并记录。注意小儿疾病起病急、病情变化快、发展快等特点。

4）个人史：包括出生史、喂养史、生长发育史，根据不同的年龄和不同的疾病在询问时各有侧重详略，需详细记录。

5）既往史：包括既往病史（如传染病史及药物、食物过敏史）和预防接种史。

6）家族史：家族中有无遗传性、过敏性或急性、慢性传染病患者，父母是否近亲结婚、母亲分娩情况、同胞的健康状况等。

7）传染病接触史。

（3）体格检查

1）注意事项：

①与家长和患儿建立良好的关系。微笑服务，查体前先逗乐患儿或用手轻轻抚摸他，使其消除紧张心理。同时要动作轻柔，温暖手和听诊器等检查用具，全面细致，小婴儿要注意保暖。

②为增加患儿安全感，检查时应尽量让患儿和亲人在一起。

③为赢得患儿的配合，检查顺序可灵活掌握。安静时可以先进行心肺听诊和腹部触诊等容易受哭闹影响的部位，然后再检查头颅、四肢等部位。

④对急症或危重抢救病例，应先重点检查生命体征或与疾病有关的部位。

⑤为防止交叉感染，应先清洗双手，使用一次性或消毒后的压舌板。

2）检查内容和方法：详细讲解每一项检查内容，可以配合 DVD 等辅助教具。注意以下不同于成人的检查：

①测量小儿体格生长发育指标。

②新生儿和婴儿注意头颅的检查。

③各年龄段小儿呼吸频率和脉搏不同；小儿心界的检查和记录方法。

④注意小儿血压测定的正常值及血压计袖带的选择。

⑤先天性畸形和疾病的检查，注意神经系统查体对临床意义判断的特殊性。

2. 教师带领学生示教一例典型病例，如何询问病史和体格检查。

3. 学生分为 5 组分别查看其他 5～7 个典型病例，自己询问病史，进行体格检查。

4. 每组推选一位学生汇报本组病例情况，总结主要病史和阳性体征，小组其他成员进行补充，最后由带教老师给予评价、指出错误并讲解。

5. 学生分组仔细查阅与本组问诊及查体有关的住院病历。

6. 学生提出疑问，教师回答。

7. 教师总结本次见习内容，让学生预习下次内容。

（傅　卓　李琳琳）

见习二　消化系统疾病和营养性疾病

【见习目的】

（一）掌握

1. 腹泻病的病史特点、主要阳性体征、实验室检查，各型腹泻病的特点、诊断和治疗原则。

2. 营养性维生素 D 缺乏性佝偻病的临床表现、诊断及防治。

3. 维生素 D 缺乏性手足搐搦症的临床表现、诊断及治疗。

（二）熟悉

1. 小儿腹泻病的病因、发病机制及鉴别诊断。

2. 营养性维生素 D 缺乏性佝偻病的病因及发病机制。

3. 维生素 D 缺乏性手足搐搦症的病因及发病机制。

（三）了解：

1. 小儿腹泻的概念、易感因素及预防。

2. 维生素 D 的来源及生理功能，营养性维生素 D 缺乏性佝偻病的鉴别诊断。

3. 维生素 D 缺乏性手足搐搦症的鉴别诊断。

【见习内容】

1. 病毒性肠炎、生理性腹泻等各型腹泻的病史询问和体格检查。

2. 营养性维生素 D 缺乏性佝偻病和婴儿手足搐搦症的病史询问和体格检查。

【见习准备】

1. 教师选择病毒性肠炎、生理性腹泻等病例。尽量选择有典型病史和体征、辅助检查结果（如心电图、X 线片、各种生化指标及常规化验等）较完善的病例，共 5～6 例。

2. 教师选择佝偻病病例。尽量选择有典型病史和体征、辅助检查结果（如心电图、X 线片、各种生化指标及常规化验等）较完善的病例，共 5 例。

3. 见习所需教具　听诊器、皮尺。

【见习步骤及安排】

1. 教师在示教室先给学生详细说明本次实习的目的、实习内容及见习整个过程的步骤。

2. 教师带领学生示教典型轮状病毒肠炎病例、生理性腹泻、典型营养性维生素 D 缺乏性佝偻病病例，示范如何询问病史，体格检查的要点和方法。

3. 学生分为 5～6 组，每组 3～4 人，分别查看指定的其他患者，包括病毒性肠炎、生理性腹泻，自己询问病史，进行体格检查。

4. 每组推选一位学生汇报本组病例情况，总结主要病史和阳性体征，小组其他成员进行补充，最后由带教老师给予评价、指出错误并讲解。

5. 教师提供示教过程中典型病例的实验室检查结果及辅助检查结果，并帮助学生分析各项检查的临床意义。

6. 学生提出疑问，教师回答。

7. 教师总结本次见习内容，让学生预习下次内容。

【见习病例】

（一）轮状病毒性肠炎

1. 病史询问要点

（1）起病情况、时间和诱因：年龄，起病急、缓，患病时间，有无饮食不当及受凉史等。

（2）主要症状的特点：腹泻、呕吐的次数、量、性质。

（3）伴随症状：发热、咳喘、嗜睡、惊厥等。

（4）病情发展与演变：主要症状吐、泻的变化，有无新的重要症状出现。

（5）诊治经过：所用药物的名称、剂量、时间及疗效。

（6）鉴别诊断：需与细菌性肠炎、细菌性痢疾、生理性腹泻等加以鉴别。

（7）一般情况：精神、食欲及睡眠如何，小便情况如何。

2. 体检要点　体温、呼吸、心率、血压，神志是否清晰，体重是否下降，前囟与眼窝凹陷与否、哭时是否有泪，口唇是否樱红，口腔黏膜是否干燥，腹部皮肤弹性、有无腹胀，毛细血管再充盈时间，腱反射，有无心律失常。

3. 见习步骤及讨论

（1）病例临床特点：

1）病史：患儿，女，8月龄，吐泻2天。

2）查体：精神不振，皮肤干燥，前囟平坦，眼窝凹陷，口唇干燥，哭时泪少，皮肤弹性差，少尿。

3）辅助检查：

①血常规：大致正常范围。

②便常规：脂肪球（++），黏液（++）。

③离子全项：K^+为3.4mmol/L，Na^+为136 mmol/L，二氧化碳结合力为11 mmol/L。

④血便培养：轮状病毒IgM（+）。

（2）诊断与鉴别诊断

1）诊断：轮状病毒肠炎，中度脱水，酸中毒。

2）诊断依据：

①病史：患儿，女，8月龄，吐泻2天。

②体征：精神不振，皮肤干燥，前囟平坦，眼窝凹陷，口唇干燥，哭时泪少，皮肤弹性差，少尿。

③辅助检查：血常规大致正常。便常规可见脂肪球（++），黏液（++）。离子全项检查，K^+为3.4mmol/L，Na^+为136mmol/L，二氧化碳结合力为11 mmol/L。血便培养结果为轮状病毒IgM（+）。

3）鉴别诊断：

①生理性腹泻：多见于6月龄以内婴儿，外观虚胖，常有湿疹，生后不久即出现腹泻，除大便次数增多外，无其他症状，食欲好，不影响发育，添加辅食后大便即转为正常。

②细菌性痢疾：常有流行病学史，起病急，全身症状重，便次多，量少，排脓血便，伴有里急后重，大便镜检有较多脓细胞、血细胞和吞噬细胞，大便细菌培养有痢疾志贺杆菌生长可助诊。

③坏死性肠炎：中毒症状较重，腹痛、腹胀，频发呕吐、高热，大便暗红色糊状，渐出现典型的赤豆汤样血便，常伴休克。腹部X线可见小肠局限性充气扩张，肠间隙增宽，肠壁积气等。

（3）治疗原则

1）调整饮食：根据疾病的特殊病理生理状况、个体消化吸收功能和平时的饮食习惯进行合理调整。

2）纠正水、电解质紊乱及酸碱失衡：

①口服补液：用于腹泻时预防脱水及纠正轻、中度脱水。

②静脉补液：适用于中度以上脱水、吐泻严重或腹胀的患儿。输入溶液的成分、量和滴注时间必须根据不同的脱水程度和性质决定，同时要注意个体化，结合年龄、营养状况、自身调节功能而灵活掌握。

3）药物治疗：控制感染、微生态疗法、肠黏膜保护剂、补充微量元素和维生素等。

4）加强护理，预防并发症。

（二）佝偻病

1. 病史询问要点

（1）母亲孕期健康情况（有无营养不良、肝肾疾病、慢性腹泻）；是否早产或双胎；日照不足，长期过多室内活动；生长快；未及时补充维生素 D；婴儿患胃肠道或肝胆疾病；有无长期服用抗癫痫药物病史。

（2）有易激惹、烦闹、多汗、夜惊、出牙延迟、脊柱畸形、全身肌肉松弛、肌张力减低、肌力减弱等表现。

2. 体检要点　主要表现为生长最快部位的骨骼改变，并可影响肌肉发育及神经兴奋性的改变。

（1）初期：多为神经兴奋性增高的表现，如易激惹、烦闹、多汗、枕秃、夜惊等。

（2）活动期：乒乓头、方颅、串珠肋、手镯、脚镯征、鸡胸、肋缘外翻、"X"形腿、"O"形腿、脊柱畸形、全身肌肉松弛、肌张力减低、肌力减弱等。

（3）恢复期：临床症状和体征逐渐减轻或消失。

（4）后遗症期：多见于 2 岁以上的儿童，婴幼儿期严重的佝偻病可遗留不同程度的骨骼畸形。

3. 见习步骤及讨论

（1）病例临床特点

1）病史：患儿，男，1 岁 2 个月，35 周早产儿，自幼易激惹、烦闹、多汗、夜惊、尚未出牙，经常吐泻，晒太阳少，未规律补充维生素 D。

2）查体：营养不良外貌，体重 8 kg，方颅、串珠肋、鸡胸、肋缘外翻、"O"形腿。

3）实验室检查：血生化提示，血钙降低，血磷下降，血清 25-OH-Vit D_3 下降，甲状旁腺素（PTH）升高，碱性磷酸酶升高；X 线显示长骨钙化带消失，干骺端呈毛刷样、杯口状改变，骨骺软骨盘增宽（>2mm），骨质稀疏，骨皮质变薄，可有骨干弯曲畸形或青枝骨折。

（2）诊断与鉴别诊断

1）诊断：营养性维生素 D 缺乏性佝偻病。

2）诊断依据：

①病史：患儿，男，1 岁 2 个月，35 周早产儿，自幼易激惹、烦闹、多汗、夜惊、尚未出牙，经常吐泻，晒太阳少，未规律补充维生素 D。

②查体：营养不良外貌，体重 8 kg，方颅、串珠肋、鸡胸、肋缘外翻、"O"形腿。

③实验室检查：血生化提示，血钙降低，血磷下降，血清 25-OH-Vit D_3 下降，PTH 升高，碱性磷酸酶升高；X 线显示长骨钙化带消失，干骺端呈毛刷样、杯口状改变，骨骺软骨盘增宽（>2mm），骨质稀疏，骨皮质变薄，可有骨干弯曲畸形或青枝骨折。

3）鉴别诊断：需与软骨营养不良、脑积水、远端肾小管性酸中毒、维生素 D 依赖性佝偻病、肾性佝偻病等加以鉴别。

（3）治疗原则：维生素 D 治疗，以口服为主，治疗 1 个月后应复查效果，治疗同时注意加强营养，保证足够奶量，及时添加辅食，坚持每日户外活动。

（4）预防：现认为确保儿童每日获得维生素 D 400IU 是治疗和预防的关键。

1）围生期：孕母多户外活动，妊娠后期适量补充维生素 D。

2）婴幼儿期：预防关键在于日光浴和适量维生素 D 的补充。

（张亚昱　张称心）

见习三　呼吸系统疾病

【见习目的】

（一）掌握

1. 支气管肺炎的临床表现、诊断及治疗。

2. 支气管哮喘的临床表现。

3. 支气管哮喘的诊断、治疗及管理教育。

（二）熟悉

1. 支气管肺炎的病因、病理、病理生理。

2. 支气管肺炎的辅助检查及鉴别诊断。

3. 支气管哮喘的辅助检查。

（三）了解

1. 小儿呼吸系统解剖、生理及免疫特点。

2. 支气管哮喘的发病机制、危险因素以及病理、病理生理。

【见习内容】

1. 支气管肺炎、几种不同病原体所致肺炎（病毒性肺炎、细菌性肺炎、肺炎支原体肺炎）的病史询问及查体。

2. 支气管哮喘患儿的病史询问及查体。

【见习准备】

1. 教师选择提供了包括心电图、X 线片、各种生化指标及常规化验等辅助检查结果的支气管肺炎、几种不同病原体所致肺炎（病毒性肺炎、细菌性肺炎、肺炎支原体肺炎）病例，共 6～8 例。

2. 教师选择提供了包括心电图、X 线片、各种生化指标及常规化验等辅助检查结果的支气管哮喘病例，共 6～8 例。

3. 见习所需工具　听诊器、叩诊锤、皮尺、血压计。

【见习步骤及安排】

1. 教师在示教室先给学生详细说明本次实习的目的、实习内容及见习整个过程的步骤。

2. 教师带领学生示教一例典型支气管肺炎病例，示范如何询问病史，体格检查的要点和方法。

3. 学生分为 5 组，每组 3～4 人，分别查看指定的其他患者，包括支气管肺炎、几种不同病原体所致肺炎（病毒性肺炎、细菌性肺炎、肺炎支原体肺炎）、支气管哮喘患者。自己询问病史，进行体格检查。

4. 每组推选一位学生汇报本组病例情况，总结主要病史和阳性体征，小组其他成员进行补充，最后由带教老师给予评价、指出错误并讲解。

5. 教师提供示教过程中典型病例的实验室检查结果及辅助检查结果，并帮助学生分析各项检查的临床意义。

6. 学生提出疑问，教师回答。

7. 教师总结本次见习内容，让学生预习下次内容。

【见习病例】

（一）支气管肺炎

1. 病史询问要点

（1）起病情况、时间和诱因：起病急、缓，患病时间，有无饮食不当史、异物吸入史等。

（2）主要症状的特点：发热，咳嗽，喘息的性质、程度、持续时间等。

（3）伴随症状：惊厥、头痛、胸痛、吐泻、呼吸困难、烦躁等。

（4）病情发展与演变：主要症状发热、咳、喘的发展与演变，有无新的重要症状出现。

（5）诊治经过：所用药物的名称、剂量、时间及疗效。

（6）鉴别诊断：需与肺结核、支气管炎、支气管哮喘、支气管异物等加以鉴别。

（7）一般情况：精神、食欲及睡眠如何，二便情况如何。

2. 体检要点　有无鼻翼翕动、三凹征及口周、鼻唇沟和指（趾）端发绀，重点做肺部的望、触、叩、听，尤其是听诊肺部有无固定的细湿啰音，强调这是与支气管炎鉴别的关键点。有无重症肺炎的其他系统表现，奔马律、颈静脉怒张、肝大与否、毛细血管再充盈时间、前囟是否膨隆、瞳孔对光反射、呼吸节律、腹胀与否、肠鸣音、血压及皮肤、黏膜、胃肠道是否出血。

3. 见习步骤及讨论

（1）病例临床特点

1）病史：患儿，女，6 岁，发热 3 天，咳嗽、喘息 2 天。

2）查体：38.2 ℃，咽充血，呼吸稍促，呼吸 28 次 / 分，双肺呼吸音粗，可闻及较密集细小水泡音及少许喘鸣音，心率 105 次 / 分，律齐，心音有力，各瓣膜听诊区未闻及病理性杂音，余查体（－）。

3）辅助检查：血常规“白细胞 13.5×10^9/L”。C 反应蛋白 25 mg/dl。X 线检查可见双肺下野、中内带出现大小不等的点片状影。

（2）诊断与鉴别诊断

1）诊断：支气管肺炎。

2）诊断依据：

①病史：发热 3 天，咳嗽、喘息 2 天。

②体征：38.2℃，咽充血，呼吸稍促，呼吸 28 次 / 分，双肺呼吸音粗，双肺可闻及较密集细小水泡音及少许喘鸣音，心率 105 次 / 分，律齐，心音有力，各瓣膜听诊区未闻及病理性杂音，余查体（－）。

③辅助检查：血常规“白细胞 13.5×10^9/L”。C 反应蛋白 25 mg/dl。X 线检查可见双肺下野、中内带出现大小不等的点片状影。

3）鉴别诊断：

①急性支气管炎：一般不发热或低热，全身状况好，以咳嗽为主要症状，肺部可闻及干湿啰音，多不固定，随咳嗽而改变。X 线示肺纹理增多、排列紊乱。

②支气管哮喘：婴幼儿和儿童哮喘无明显喘息发作，主要表现为持续性咳嗽，X 线示肺纹理增多、排列紊乱和肺气肿。患儿具有过敏体质，肺功能激发和舒张试验有助鉴别。

③肺结核：一般有结核接触史，结核菌素试验阳性，X 线示肺部有结核病灶可鉴别。

（3）治疗原则

1）一般治疗和护理。

2）抗感染治疗：抗生素治疗、抗病毒治疗。

3）对症治疗。

4）糖皮质激素。

5）并发症及并存症的治疗。

6）生物制剂。

（二）支气管哮喘

1. 病史询问要点　患儿年龄，咳嗽、喘息（包括次数、是否突发突止、每次持续的时间），有无呼吸困难，有无诱发因素（如吸入尘螨、冷空气、花粉，食入牛奶、鱼、虾、鸡蛋、花生和阿司匹林等），有无呼吸道感染史，有无剧烈运动、情绪变化。既往有无特应性皮炎如湿疹和过敏性鼻炎，家族中一、二级亲属有无过敏性鼻炎、支气管哮喘等特应性疾病史。余询问过程同现病史采集方法。

2. 体检要点　有无桶状胸、三凹征、口周、鼻唇沟和指（趾）端发绀，重点做肺部的望、触、叩、听，尤其是听诊肺部有无大量哮鸣音，呼气相延长，有无烦躁不安、大汗淋漓、端坐呼吸、意识障碍及心肺功能不全的征象。

3. 见习步骤及讨论

（1）病例临床特点

1）病史：患儿，男，6岁，反复咳嗽伴喘息2年。喘息共发作10余次，每周发作小于3天。每次发作前有流涕、打喷嚏，雾化吸入硫酸特布他林后喘息缓解。用抗生素治疗无效。患儿婴儿期有湿疹，其父患有过敏性鼻炎。

2）查体：36.2℃，咽无充血，呼吸稍促，呼吸32次/分，桶状胸，三凹征（+），双肺呼吸音粗，双肺可闻及弥漫性哮鸣音，呼气相延长，余查体（–）。

3）辅助检查：血常规“白细胞 5.5×10^9/L，嗜酸性粒细胞10%”；C反应蛋白为5mg/dl；X线检查未见异常；肺功能检查结果为第一秒用力呼气量（FEV_1）< 正常预计值70%。

（2）诊断与鉴别诊断

1）诊断：支气管哮喘。

2）诊断依据：

①病史：反复咳嗽伴喘息2年，喘息共发作10余次，每周发作小于3天。每次发作前有流涕、打喷嚏，雾化吸入硫酸特布他林后喘息缓解。用抗生素治疗无效。患儿婴儿期有湿疹，其父患有过敏性鼻炎。

②体征：36.2℃，咽无充血，呼吸稍促，呼吸32次/分，桶状胸，三凹征（+），双肺呼吸音粗，双肺可闻及弥漫性哮鸣音，呼气相延长，余查体（–）。

③辅助检查：血常规“白细胞 5.5×10^9/L，嗜酸性粒细胞10%”；C反应蛋白为5mg/dl；X线检查未见异常；肺功能检查结果为第一秒用力呼气量（FEV_1）< 正常预计值70%。

3）鉴别诊断：

①毛细性支气管炎：多见于1～6个月的小婴儿，以喘息、气促、三凹征为主要症状，肺部可闻及哮鸣音，呼气相延长。X线示肺充气过度。

②肺结核：一般有结核接触史，结核菌素试验阳性，X线示肺部有结核病灶可鉴别。

③支气管异物：有异物吸入史，突然出现呛咳，可有肺不张和肺气肿。

（3）治疗

1）治疗目标：

①有效控制急性发作症状，并维持最轻的症状，甚至无症状。
②防止症状反复或加重。
③尽可能将肺功能维持在正常水平或接近正常水平。
④防止发生不可逆的气流受限。
⑤保持正常活动能力。
⑥避免药物不良反应。
⑦防止因哮喘而死亡。
2）治疗原则：长期、持续、规范和个体化治疗。
3）药物：
①哮喘急性发作期治疗：β_2受体激动剂、糖皮质激素、抗胆碱能药物、短效茶碱。
②哮喘危重状态的处理。
③哮喘慢性持续期治疗。
（4）管理与教育
1）避免危险因素。
2）哮喘的教育与管理。
3）多形式教育。

（多红英　张春霞）

见习四　循环系统和免疫性疾病

【见习目的】

（一）掌握

1. 房间隔缺损的病理生理、临床表现。
2. 室间隔缺损的病理生理、临床表现。
3. 动脉导管未闭的病理生理、临床表现。
4. 法洛四联症的病理生理、临床表现。
5. 过敏性紫癜的临床表现、诊断和治疗。

（二）熟悉

1. 房间隔缺损的各种辅助检查特点。
2. 室间隔缺损的各种辅助检查特点。
3. 动脉导管未闭的各种辅助检查特点。
4. 法洛四联症的各种辅助检查特点。
5. 过敏性紫癜的鉴别诊断。

（三）了解

1. 心脏胚胎发育和胎儿新生儿循环转换及常见先天性心脏病的病理解剖变化。
2. 房间隔缺损的病理解剖、治疗。
3. 室间隔缺损的病理解剖、特点。
4. 动脉导管未闭的病理解剖、特点。

5. 法洛四联症的病理解剖、特点。

6. 过敏性紫癜的病因、发病机制和病理。

【见习内容】

1. 学习房间隔缺损、室间隔缺损、动脉导管未闭、法洛四联症的临床表现及病理生理。

2. 过敏性紫癜的临床表现、诊断及治疗。

【见习准备】

1. 教师选择有典型病史和体征并有特征性辅助检查结果的各型先天性心脏病（房间隔缺损、室间隔缺损、动脉导管未闭、法洛四联症）病例共 6 ~ 8 例。

2. 教师选择有典型病史和体征并有特征性辅助检查结果的过敏性紫癜病例共 2 ~ 3 例。

【见习步骤及安排】

1. 教师在示教室先给学生详细说明本次实习的目的、实习内容及见习整个过程的步骤。掌握各型先天性心脏病、过敏性紫癜的病史特点、主要阳性体征、实验室检查的特点、诊断和治疗原则。

2. 教师带领学生示教一例典型病例，示范如何询问病史，疾病相关的体格检查和方法。

3. 学生分为 5 组，每组 3 ~ 4 人，分别查看指定的其他患者，包括各型先天性心脏病、过敏性紫癜，要求学生自己询问病史，并进行体格检查。

4. 每组推选一位学生汇报本组病例情况，总结主要病史和阳性体征，小组其他成员进行补充，最后由带教老师给予评价、指出错误并讲解。

5. 教师提供示教过程中典型病例的实验室检查结果及辅助检查结果，并帮助学生分析各项检查的临床意义。

6. 学生提出疑问，教师回答。

7. 教师总结本次见习内容，让学生预习下次内容。

【见习病例】

（一）房间隔缺损

1. 病史询问要点　母亲孕期健康情况；小儿喂养及生长发育情况；剧烈活动后发绀、呼吸困难；反复呼吸道感染或肺炎、心力衰竭情况。

2. 体检要点　体格生长发育指标；面色是否苍白，发绀（口周、鼻根部、手指和足趾等）；心脏查体发现心前区隆起，心尖部震颤，心界扩大；听诊在胸骨左缘第 2 ~ 3 肋间闻及收缩期杂音，P2 亢进、固定分裂，三尖瓣相对狭窄所致三尖瓣区舒张期杂音。

3. 特征性辅助检查

（1）心电图：提示电轴右偏，右心房增大、右心室肥大。

（2）X 线检查：心脏外形呈梨型增大，以右心房和右心室为主，肺动脉段突出，肺野充血明显，主动脉影缩小。

（3）心脏彩超：右心房、右心室增大，心房间隔处有 0.5cm × 0.5cm 的缺损，左心房血流经缺损处流入右心房，肺动脉高压。

4. 见习步骤及讨论

（1）诊断及诊断依据：房间隔缺损。

1）母孕 8 周时患上呼吸道感染，未服用任何药物。

2）患儿哭闹后有口周发绀、呼吸急促，既往患 3 次肺炎并合并心力衰竭 1 次。

3）生长发育较同龄小儿落后，胸骨左缘第 2 ~ 3 肋间闻及收缩期杂音，P2 亢进。

4）心电图提示电轴右偏，右心房增大、右心室肥大；X 线检查可见，心脏外形呈梨形增大，以右心房和右心室为主，肺动脉段突出，肺野充血明显，主动脉影缩小；心脏彩超示，右心房、右心室增大，心房间隔处有 0.5cm × 0.5cm 的缺损，左心房血流经缺损处流入右心房，肺动脉高压。

（2）主要鉴别诊断疾病：室间隔缺损、动脉导管未闭、法洛四联症（主要鉴别点：病史、生长发育及营养状况、阳性体征及特征性辅助检查结果）。

（3）治疗原则：保守治疗，手术治疗。

（二）过敏性紫癜

1. 病史询问要点　7 岁，女，患儿于 5 天前出现发热、咳嗽，家长给予口服药物治疗 3 天，热退、咳嗽好转，但 2 天前出现双下肢皮肤紫癜及关节肿痛，无恶心、呕吐及腹痛，无尿色加深。

2. 体检要点　精神可，血压 90/60 mmHg，咽充血，扁桃体一度肿大；双下肢可见高出皮肤表面的压之不褪色皮疹，大小不等，两侧对称；双肺呼吸音粗，未闻及干湿性啰音；心率 95 次 / 分，心音有力，律齐；腹软，肝脾未及，无压痛；双踝关节肿胀，轻度活动受限。

3. 特征性辅助检查　血常规“白细胞 13.0×10^9/L、血小板 270×10^9/L、血红蛋白 128g/L、红细胞 3.55×10^{12}/L”。

4. 见习步骤及讨论

（1）诊断及诊断依据：过敏性紫癜。

1）上呼吸道感染病史。

2）双下肢可见高出皮肤表面的压之不褪色皮疹，大小不等，两侧对称。

3）双踝关节肿胀，轻度活动受限。

（2）主要鉴别诊断疾病：血小板减少性紫癜。

（3）治疗原则：

1）一般及对症治疗：卧床休息，积极寻找和去除病因，如控制感染。有荨麻疹或血管神经性水肿时给予抗组胺药物和钙剂；腹痛时可给予西咪替丁和解痉剂对症治疗。

2）糖皮质激素和免疫抑制剂：急性期可缓解关节肿痛和腹痛，重症紫癜性肾炎可加用免疫抑制剂如环磷酰胺或雷公藤多甙等。

3）抗凝治疗：双嘧达莫、肝素或尿激酶等。

（张春霞　傅　卓）

见习五　泌尿系统疾病

【见习目的】

（一）掌握

1. 急性肾炎的临床表现、诊断及治疗。

2. 肾病综合征的临床表现、诊断及治疗。

（二）熟悉

1. 急性肾炎的病因和发病机制。

2. 肾病综合征的病因和发病机制。

（三）了解

1. 急性肾炎的病理、预后及预防。

2. 肾病综合征的病理、预后及预防。

【见习内容】

1. 学习急性肾炎的临床表现、发病机制及诊断。

2. 学习肾病综合征的临床表现、发病机制及诊断。

【见习准备】

1. 教师选择有典型病史和体征并有特征性辅助检查结果的急性肾炎病例共 4 ~ 6 例。

2. 教师选择有典型病史和体征并有特征性辅助检查结果的肾病综合征病例共 4 ~ 6 例。

【见习步骤及安排】

1. 教师在示教室先给学生详细说明本次实习的目的、实习内容及见习整个过程的步骤。掌握急性肾炎的病史特点、主要阳性体征、实验室检查、诊断和治疗原则。

2. 教师带领学生示教一例典型急性肾炎病例、肾病综合征病例，示范如何询问病史，体格检查的要点和方法。

3. 学生分为 5 组，每组 3 ~ 4 人，分别查看指定的其他急性肾炎患者，自己询问病史，进行体格检查。

4. 每组推选一位学生汇报本组病例情况，总结主要病史和阳性体征，小组其他成员进行补充，最后由带教老师给予评价、指出错误并讲解。

5. 教师提供示教过程中典型病例的实验室检查结果及辅助检查结果，并帮助学生分析各项检查的临床意义。

6. 学生提出疑问，教师回答。

7. 教师总结本次见习内容，让学生预习下次内容。

【见习病例】

（一）急性肾小球肾炎

1. 病史询问要点　男孩，8 岁，因双眼睑水肿 7 天，尿少伴头痛 5 天入院。患儿 10 天前上呼吸道感染后，7 天前出现双眼睑水肿，5 天前出现尿少，呈浓茶样，无尿频、尿急、尿痛，同时伴有头痛，以前额为主，可忍受。

2. 体检要点　体温 36.8℃，脉搏 72 次 / 分，呼吸 22 次 / 分，血压 160/112 mmHg。急性病容，双眼睑水肿，咽充血，双侧扁桃体肿大，颈软，两肺未闻啰音，心界不扩大，心音强，心率 72 次 / 分，律齐，双膝反射灵敏，无病理征，双侧肾区叩痛阳性。

3. 实验室检查　尿常规：深红色，比重 1.020，pH 为 5.6，蛋白（+），糖（–）。镜检：红细胞（+++）/HP，白细胞（0～1）/HP，颗粒管型（2～10）/LP。

4. 见习步骤及讨论

（1）诊断及诊断依据：急性肾小球肾炎。

1）起病较急，先有上呼吸道感染病史，后出现双眼睑水肿及少尿。

2）查体：双眼睑水肿，呈非凹陷性，血压增高，双侧肾区叩痛阳性。

3）尿常规：深红色，比重 1.020，pH 5.6，蛋白（+），糖（–）。镜检：红细胞（+++）/HP，白细胞（0～1）/HP，颗粒管型（2～10）/LP。

4）血生化：补体降低及肾功能异常。

（2）鉴别诊断：肾病综合征、继发性肾小球肾炎。

（3）治疗原则

1）休息。

2）饮食。

3）抗感染。

4）对症治疗。

5）严重循环充血的治疗。

6）高血压脑病的治疗。

7）急性肾衰竭的治疗。

（二）肾病综合征

1. 病史询问要点　男，3 岁，15 kg，因双眼睑及全身水肿 5 天入院。患儿 1 周前上呼吸道感染后出现晨起双眼睑水肿，起初家长未予重视，后水肿渐波及全身，并渐出现少尿，为进一步诊治入院。

2. 体检要点　双眼睑及全身水肿，少尿，血压正常，精神食欲不振。

3. 实验室检查　尿常规：蛋白 3+～4+，红细胞 0/HP；24h 尿蛋白定量：3.2 g/kg；血浆白蛋白：14 g/L；血胆固醇：11.2 mmol/L；补体及肾功能正常。

4. 见习步骤及讨论

（1）诊断及诊断依据：单纯性肾病综合征。

1）起病较急，先有上呼吸道感染病史，后出现双眼睑及全身水肿。

2）查体：双眼睑渐及全身的水肿，呈凹陷性，血压正常，腹部查体移动性浊音（+）。

3）尿蛋白 3+ 以上，红细胞 0～2/HP；24h 尿蛋白定量：3.2 g/kg；血浆白蛋白：14g/L；血胆固醇：11.2 mmol/L；补体及肾功能正常。

（2）鉴别诊断：继发性肾病综合征、急性肾小球肾炎。

（3）治疗原则

1）对症治疗：防治感染、利尿消肿。

2）激素中长程疗法：泼尼松 2 mg/(kg · d)，分 3 次口服。若尿蛋白 4 周内转阴，采用中程疗法；若尿蛋白 4 周内未转阴，采用长程疗法。

3）激素不敏感或耐药者选择免疫抑制剂。

4）抗凝治疗。

5）中药制剂。

（李　鹏　李琳琳）

见习六　血液系统和神经系统疾病

【见习目的】

（一）掌握

1. 营养性贫血的临床表现、诊断及治疗方法。

2. 化脓性脑膜炎、病毒性脑膜脑炎的临床表现、实验室检查、诊断及鉴别诊断。

（二）熟悉

1. 营养性贫血的病因。

2. 化脓性脑膜炎、病毒性脑膜脑炎的致病菌和入侵途径以及并发症和后遗症。

（三）了解

1. 营养性贫血的发病机制。

2. 化脓性脑膜炎、病毒性脑膜脑炎的病理、预后。

【见习内容】

1. 营养性贫血的临床表现、诊断及治疗方法。

2. 化脓性脑膜炎、病毒性脑膜脑炎的临床表现、致病菌及实验室检查。

【见习准备】

1. 教师选择营养性贫血的病例，要求有典型病史和体征，并有特征性辅助检查的病例，共 6～8 例。

2. 教师选择化脓性脑膜炎、病毒性脑膜脑炎的病例，要求有典型病史和体征，并有特征性辅助检查的病例，共 6～8 例。

【见习步骤及安排】

1. 教师在示教室先给学生详细说明本次实习的目的、实习内容及见习整个过程的步骤。掌握营养性贫血、化脓性脑膜炎、病毒性脑膜脑炎的病史特点、主要阳性体征、实验室检查、诊断和治疗原则。

2. 教师带领学生示教一例典型病例，示范如何询问病史，体格检查的要点和方法。

3. 学生分为 5 组，每组 3～4 人，分别查看指定的其他患者，自己询问病史，进行体格检查。

4. 每组推选一位学生汇报本组病例情况，总结主要病史和阳性体征，小组其他成员进行补充，最后由带教老师给予评价、指出错误并讲解。

5. 教师提供示教过程中典型病例的实验室检查结果及辅助检查结果，并帮助学生分析各项检查的临床意义。

6. 学生提出疑问，教师回答。

7. 教师总结本次见习内容，让学生预习下次内容。

【见习病例】

（一）营养性缺铁性贫血

1. 病史询问要点　男，2 岁，系早产儿，该患儿出生后一直母乳喂养，未添加任何辅食，近半年来，面色逐渐显蜡黄样，偶有食泥土及恶心、呕吐现象。

2. 体检要点　精神一般，面色蜡黄，无出血点，全身多处可触及黄豆大小的肿大淋巴结，活动度可，唇苍白，双肺无啰音，心率 140 次 / 分，心音可，律齐，肝右肋下 3 cm，脾左肋下 3 cm，质中，甲床无发绀但有反甲。

3. 辅助检查　白细胞 6.0×10^9/L，血小板 170×10^9/L，血红蛋白 48 g/L，红细胞 2.55×10^{12}/L，MCV < 80fl，MCH < 26 pg，MCHC < 0.31，红细胞小而中心淡染。

4. 见习步骤及讨论

（1）诊断：营养不良性缺铁性贫血。

（2）诊断依据

1）其母孕期有贫血，患儿系早产儿，生后未合理添加辅食，近期有恶心、呕吐、异食癖等。

2）贫血貌、肝脾轻度增大，心率快、反甲。

3）外周血提示小细胞低色素性贫血，符合缺铁性贫血诊断。

4）红细胞增生活跃，以中晚幼红细胞为主（有核红细胞），各期都小、浆少、边缘不规则、中心淡染区大，染色偏碱；铁染色：细胞外铁下降，红细胞内铁粒细胞数< 15%。

5）生化检查：血清铁蛋白下降、血清铁和转铁蛋白饱和度均下降，总铁结合力增高。

（3）鉴别诊断：巨幼细胞性贫血、再生障碍性贫血。

（4）治疗原则

1）一般治疗：加强护理，合理喂养，注意饮食搭配。

2）去除病因。

3）铁剂治疗：口服二价铁盐制剂（硫酸亚铁），同时服用铁剂。铁剂治疗后反应：网织红细胞 3 ~ 4 天开始上升，5 ~ 7 天达高峰，2 ~ 3 周降至正常，治疗 1 ~ 2 周血红蛋白开始上升，3 ~ 4 周正常。

4）输红细胞。

（二）化脓性脑膜炎

1. 病史询问要点　男性，4 个月，反复发热伴呕吐 13 天入院。患儿于 13 天前无明显原因发热达 39℃，伴轻咳，曾呕吐数次，吐出胃内容物，非喷射性，无惊厥，曾验血白细胞 14×10^9/L，中性粒细胞 81%，住院按“上呼吸道感染”治疗好转出院，但于 2 天前又发热达 39℃以上，伴哭闹，易激惹，呕吐 2 次，以“发热呕吐”待查收入院。病后患儿精神尚可，近 2 天来精神萎靡，二便正常，吃奶稍差。既往体健，第 1 胎第 1 产，足月自然分娩，生后母乳喂养。

2. 体检要点　T 38.4℃，P 140 次 / 分，R 44 次 / 分，BP 80/65 mmHg，体重 7.8 kg，身长 66 cm，头围 41.5 cm，神清，精神差，易激惹，前囟 0.8cm × 0.8cm，张力稍高，眼神欠灵活，巩膜无黄染，双瞳孔等大等圆，对光反射存在，颈项稍有抵抗，心率 140 次 / 分，律齐，肺及腹部无异常，克氏征（+），巴宾斯基征（-）。

3. 化验　血红蛋白 112g/L；白细胞 29.6×10^9/L，分叶 77%，淋巴 20%，单核 3%；血小板 150×10^9/L。大便常规（-）。腰椎穿刺结果为滴速 62 滴 / 分，血性微混浊；细胞总数为 5760×10^6/L，白细胞 360×10^6/L，多形核 86%；生化结果为糖 2.5 mmol/L，蛋白 1.3g/L，氯化物 110 mmol/L。

4. 见习步骤及讨论

（1）诊断：化脓性脑膜炎（肺炎球菌性可能性大）。

（2）诊断依据

1）起病较急，先有咳嗽和呕吐等上呼吸道感染和消化道症状，主要有高热、易激惹。

2）查体：精神稍差，易激惹，前囟张力高，颈有抵抗，克氏征 (+)。

3）脑脊液化验符合化脓性脑膜炎变化，腰穿颅压增高，血白细胞数和中性比例增高。

（3）鉴别诊断

1）病毒性脑膜脑炎。

2）结核性脑膜炎。

3）新型隐球菌性脑膜炎。

4）真菌性脑膜炎。

（4）治疗原则

1）抗感染：合理选用抗生素。

2）糖皮质激素。

3）对症治疗：降低颅内压、控制高热等 。

（张称心　张亚昱）

第五章　神经病学

神经病学是研究中枢神经系统、周围神经系统及骨骼肌疾病的病因、病理、发病机制、临床表现、诊断、治疗、康复和预防的一门临床学科。通过对神经病学的学习，要使学生对神经系统疾病有一个正确的认识，通过课间实习，使学生对基础理论、基本知识和基本技能进行深入透彻的理解和运用，将课堂理论与临床实践相结合，学会如何询问病史和书写病历，正确掌握系统检查方法，初步建立神经系统疾病定位、定性诊断的思路，掌握神经系统常见病、多发病的临床表现、诊断和治疗原则，了解神经系统疾病的病因、病理、生理及预防，这是一个合格的临床医师所必备的知识。根据培养方案的要求，临床医学、影像、麻醉本科专业神经病学见习课共 12 学时，3 次。

节数	临床医学、影像、麻醉本科专业	
	内容	学时
见习一	神经系统定位诊断及定性诊断的原则及特点	4
见习二	神经系统检查	4
见习三	以内囊病变为例，讲述神经系统疾病定位诊断的临床应用	4
总计		12

见习一　神经系统定位诊断及定性诊断的原则及特点

【见习目的】

（一）掌握

1. 中枢神经、周围神经系统损害的主要临床症状和体征。
2. 神经系统疾病的定位诊断、定性诊断原则。
3. 神经系统疾病常用辅助检查中腰椎穿刺的适应证、禁忌证、并发症以及操作方法。

（二）熟悉

1. 神经系统疾病的病史采集方法。
2. 神经系统疾病的常用辅助检查中影像学检查、电生理检查、超声检查等。

（三）了解

1. 神经系统疾病的其他辅助检查，如神经病理检查、神经心理检查等。
2. 神经系统疾病的特点及治疗、预防原则。

【见习内容】

神经系统疾病的定位、定性诊断原则、诊断思路，以一典型病例为例讲解。

【见习准备】

带教老师尽量选择病史典型且具有完善的辅助检查结果（如磁共振、CT、超声、电生理检查等）的病例（2～3例）；学生需要预习实习内容及病历书写的相关教科书内容。

【见习步骤及安排】

1. 教师在示教室集中学生，讲解本次实习的内容、目的、要求。在医疗行为中，注意保护性医疗制度，保护患者的隐私，关心体贴患者，取得患者的配合。要求学生通过本次实习掌握神经系统疾病的主要临床表现、查体要点、辅助检查、诊断原则，熟悉磁共振、CT、电生理等辅助检查的临床意义。

2. 带教老师带领学生分别查看1位中枢神经系统疾病和周围神经系统疾病的典型患者，示范询问病史、相关查体，回到示教室利用多媒体示教该患者的辅助检查结果，帮助学生分析讲解定位、定性诊断在实际临床工作中如何应用。

3. 将学生2～3人分成1组，男女学生搭配，去查看中枢病变及周围神经系统病变的患者，完成询问病史及相关查体。回到示教室，结合辅助检查，每组选择1位学生汇报本组病例的病史，总结主诉及查体的阳性体征、辅助检查，给出定位诊断及定性诊断，小组的其他学生再做补充。最后由带教老师给予评价，指出不足，纠正错误，并讲授正确的方法，让学生通过本次实习掌握神经系统疾病的诊治流程、临床思维方式，认识到定位、定性诊断的重要性。

4. 教师结合本节见习内容留思考题2～3个。

【见习病例】

（一）周围神经系统病变（以吉兰－巴雷综合征为例）

1. 病史询问要点

（1）发病有无诱因（上呼吸道感染、腹泻、受凉等）。

（2）起病的急缓。

（3）病程的长短。

（4）临床表现特点：肢体对称性无力，进行性加重，严重者累及脑神经受损。

（5）周围感觉神经受损后出现特殊的手套、袜套样感觉减退。

（6）诊疗情况，包括药物治疗效果。

（7）目前有无呼吸肌、膈肌受损的表现。

（8）既往疾病史（如免疫性疾病、高血压性心脏病、冠心病、糖尿病、肺部疾病等）。

2. 体检要点

（1）四肢肌力、肌张力、腱反射、有无病理征、有无肌萎缩、腓肠肌压痛。

（2）有无呼吸肌受累。

（3）末梢型感觉障碍改变。

（4）有无脑神经受损的表现：如双侧面瘫、声音嘶哑、吞咽困难、眼球运动障碍。

（5）有无自主神经受损的表现：出汗、皮肤潮红、心动过速、括约肌功能障碍等。

3. 见习步骤及讨论

（1）学生分组后，入病房询问病史、体格检查，回示教室报告病历摘要。

（2）请学生提出必要的辅助检查，并说明检查的目的，由带教老师提供相应检查的结果。

（3）学生归纳患者的临床特点，做出完整的诊断，并说明诊断依据，注意其并发症。

（4）开出患者的住院医嘱。

（5）由老师结合患者具体实际以提问的方式小结。

1）周围神经病变临床特点。

2）吉兰 - 巴雷综合征的诊断。

3）与脊髓灰质炎、急性脊髓炎、周期性瘫痪、重症肌无力的鉴别诊断。

4）治疗原则：

①首选免疫球蛋白冲击治疗，在无感染、血液病等禁忌证时可给予血浆置换治疗。同时预防感染，给予足量 B 族维生素及支持治疗，出现呼吸肌麻痹时尽早气管切开，呼吸机辅助呼吸治疗，预防和治疗并发症。目前对激素治疗存在争议，对于无条件进行免疫球蛋白治疗和血浆置换治疗时可用激素治疗。

②卧床期间加强护理，早期康复锻炼，防止肢体肌肉萎缩。

（二）中枢神经系统疾病（以丘脑出血内囊受损为例）

1. 病史询问要点

（1）发病有无诱因（激动、生气、剧烈运动、饮酒等）。

（2）起病的急缓。

（3）病程的长短。

（4）临床表现特点：有无头晕、头痛、呕吐、肢体麻木无力，视野有无受损。

（5）有无言语功能受损、精神障碍、情绪改变等临床特点。

（6）诊疗情况，包括药物治疗效果。

（7）目前有无高颅压、脑疝的表现。

（8）既往疾病史（如高血压、冠心病、糖尿病、肺部疾病、动脉瘤等）。

2. 体检要点

（1）意识水平、言语功能、高级智能。

（2）中枢性面舌瘫，偏盲。

（3）肌力、肌张力、病理征、偏身深浅感觉障碍。

（4）有无高颅压、脑疝的表现：如双侧瞳孔不等大、意识不清、喷射性呕吐等。

（5）有无并发症的出现：如肺部感染、消化道出血、压疮等。

3. 见习步骤及讨论

（1）学生分组入病房询问病史、体格检查，回示教室报告病历摘要。

（2）请学生提出必要的辅助检查，并说明检查的目的，由带教老师提供相应检查的结果。

（3）学生归纳患者的临床特点，做出完整的诊断，并说明诊断依据，注意其并发症。

（4）开出患者的住院医嘱。

（5）由老师结合患者具体实际以提问的方式小结。

1）中枢神经系统受损（内囊病变）临床特点。

2）脑出血的诊断。

3）与脑梗死、蛛网膜下腔出血、脑栓塞等的鉴别诊断。

4）治疗原则：

①安静休息、避免激动，给予脱水减轻脑水肿治疗，处理并发症。

②出血量大则积极外科手术治疗，后期加强肢体功能锻炼、促进肢体功能恢复。

（赵世刚　薛　韬）

见习二　神经系统检查

【见习目的】

（一）掌握

1. 神经系统查体的基本内容及基本检查方法。

2. 神经系统阳性体征的临床意义。

（二）熟悉

定性诊断的基本方法及思路。

（三）了解：

自主神经功能检查的内容及方法。

【见习内容】

神经系统检查的正确方法及顺序。

（一）高级神经功能的检查

1. 意识状态检查

（1）以觉醒度改变为主的意识障碍：嗜睡、昏睡、昏迷。

（2）以意识内容改变为主的意识障碍：意识模糊、谵妄状态。

（3）以意识范围改变为主的意识障碍：朦胧状态、漫游自动症。

（4）特殊类型的意识障碍，如去皮质综合征、无动性缄默症、植物状态。

2. 记忆及智能障碍检查

（1）记忆障碍：记忆力减退、遗忘、错构、虚构等。

（2）语言障碍检查：失语症、构音障碍、失认症。

（二）脑神经检查

1. 嗅神经　检查前先确定患者是否鼻孔通畅、有无黏膜病变，嘱患者闭目，先压住一侧鼻孔，用熟悉、无刺激性气味的物品置于另一侧鼻孔下，让患者辨别嗅到的各种气味；然后同样检查另一侧鼻孔，注意双侧比较，询问患者有无幻嗅。

2. 视神经　检查内容包括视力、视野、眼底的检查。

（1）视力检查：用国际标准视力表检查，每眼单独测试，受试者与视力表相距 5m 测定。如视力下降以至于看不见视力表上最大的符号，则测眼前多远可见指数、指动或光感。

（2）视野检查：用视野计检查。简单测试：检查者面对患者而坐，相距约 60 cm，各覆盖一只眼睛，注视对方眼睛，上下左右移动手指由外周视野区向中心移动，嘱患者看见手指时即说出，然后将两人的视野进行比较。

（3）眼底检查：用检眼镜检查。检眼镜与患者眼球距离不能超过 2.5 cm，检查患者右眼时，以右手持检眼镜，用右眼观察眼底，相反，检查患者左眼时，以左手持检眼镜，用左眼观察眼底。

3. 动眼神经、滑车神经、展神经　观察患者双侧睑裂是否等大，有无上睑下垂，眼球有无内陷或突出，有无斜视和自发性眼球震颤；患者头部不动，令其随检查者的手指向上下左右各方向注视，观察眼球向四象限运动是否到位，何方向受限及程度；注意有无眼球震颤及复视；检查患者瞳孔的形状是否圆形，两侧大小是否相等，正常光线下瞳孔大小应为 2.5～4.0mm。用手电照射眼睛，可见被照射侧瞳孔缩小，称为直接对光反射，而未被照射的一侧瞳孔也缩小，此为间接对光反射。正常情况下，直接及间接对光反射均存在。令患者注视远方检查者的手指，迅速将手指移至患者眼前，此时患者两眼球内聚，瞳孔缩小，则为辐辏及调节反射存在。

4. 三叉神经　观察两侧咬肌和颞肌有无萎缩，张开及咬紧牙关时的抵抗阻力，以检查有无力弱。张口观查下颌有无偏斜。应用针刺、冷热试管及棉花分别检测两侧面部的痛、温、触觉有否减退、消失或过敏。患者注视前方，用棉花从侧面轻触角膜，引起双侧眼睑闭合，为正常角膜反射。

5. 面神经　观察患者双侧额纹和鼻唇沟是否对称，令患者做皱眉、闭目、示齿、鼓腮等动作，以考察双侧面肌是否有力；味觉检查以甜酸苦咸等四种味道的溶液分别涂于患者舌上（舌前 2/3），不能缩舌或说话，令患者指出是何味道。注意一侧一侧地检查，每次均应漱口。

6. 听神经　一般临床上用粗测的办法，如用秒表、音叉、耳语等，估计患者的听力是否正常，两侧对照，并与检查者对照。Rinne 试验：将振动的音叉柄置于患者乳突，当患者不再听到声音时，迅速将音叉移至患者耳前，仍能听到声音，则为气导 > 骨导，即 Rinne 试验阳性，正常人即为阳性；反之，气导 < 骨导，为 Rinne 试验阴性。Weber 试验：将振动的音叉置于患者额骨正中，正常人感觉声音在正中。

7. 舌咽、迷走神经　观察患者有无声音嘶哑、吞咽困难，软腭上抬有无力弱、腭垂有无偏斜，咽反射有无亢进或减低、消失。舌后 1/3 味觉的检查同前。

8. 副神经　首先观察胸锁乳突肌和斜方肌有无萎缩或假性肥大，给一定阻力，令患者头向左右转及耸肩，检查两肌的肌力。

9. 舌下神经　观察有无舌肌萎缩、肌纤维颤动，伸舌观察有无偏斜。

（三）运动系统检查

1. 肌力检查　用抗阻力方法测定各肌肉的肌力，两侧进行比较。一般可令上肢做外展、内收，前臂伸屈，腕伸屈、握拳，手指外展、内收，以及下肢髋部伸屈，膝部伸屈，踝部跖屈、背屈，足趾伸屈等；必要时可逐块肌肉分别检查。

2. 肌张力检查　在肌肉完全放松的情况下被动活动肌肉，或感觉肌肉的硬度来判断肌张力有无异常。

3. 不自主运动　观察患者有无不能随意控制的痉挛发作、抽动、震颤、肌束颤动、舞蹈样动作、手足徐动、扭转痉挛等，观察和询问不自主运动的形式、部位、程度、规律和过程，以及与休息、活动、情绪、睡眠等的关系，并注意询问家族史。

4. 共济运动

（1）指鼻试验：令患者先指前方的检查者手指，然后指自己鼻尖，检查者不断改变手指的位置。睁眼、闭眼反复进行，观察患者动作是否稳准，有无辨距不良、意向性震颤，以及睁闭眼时有无差别。注意分辨其动作异常是否与该上肢肌力不良有关。

（2）跟 - 膝 - 胫试验：患者仰卧，一侧下肢伸直抬起，屈膝将足跟置于对侧膝盖上，再沿胫骨前缘向下移至踝部。小脑损害时举腿及触膝时有辨距不良及意向性震颤、下移时摇晃不稳。

（3）快速轮替动作：令患者双手做快速的旋前、旋后动作，正反拍击床面，快速伸指和握拳，或足尖反复点击地面，观察患者动作的协调程度。

（4）闭目难立征：患者双足并拢站立，双手向前平举。感觉性共济失调时，睁眼时稳，闭目不稳；小脑病变者睁闭眼均站立不稳。

（四）感觉功能检查

感觉系统的检查要在主诉感觉异常区域与无症状区域、身体左右两边、肢体远近端、面部与身体进行反复而细致的比较。既要全面，又要有所侧重。应用针刺、棉花、冷热水管、音叉等工具。

1. 浅感觉检查　痛觉用针尖轻刺皮肤，温度觉用装冷热水的试管接触皮肤，触觉用棉花轻触皮肤。

2. 深感觉检查

（1）位置觉：患者闭目，检查者将其某一肢体放于一定位置，让患者说出是何位置。

（2）运动觉：患者闭目，检查者持手指或脚趾的两侧，向上或向下移动 5°，检查患者是否能说出运动的方向。避免按住指腹处，因此时患者可借助压觉的帮助辨别活动方向。

（3）音叉振动觉：用 128 Hz 的音叉，分别放置在内外踝、胫骨、膝部、髂嵴、肋弓、锁骨、手骨突出部位等处，检查患者能否感觉到振动。

3. 复合感觉检查　在浅感觉无明显障碍时检查才有意义。

（1）定位觉：轻触患者皮肤，令患者用手指出所触的部位。

（2）两点辨别觉：用两脚分开一定距离的钝的双脚规接触患者皮肤，如患者感觉出两点，则缩小两脚间距，直到患者感觉为一点为止。身体各处的两点辨别觉能力不同，手指尖最灵敏，约 2～4mm，手背为 2～3cm，手臂为 6～7cm，背部和腿部距离更大。

（3）实体觉：将钥匙、笔、纽扣等常用物品放入患者手中，令其用单手触摸，然后说出物品的名称。

（4）图形觉：用钝物在患者皮肤上画各种简单图形或数字，让患者辨别。

（五）神经反射检查

1. 浅反射

（1）角膜反射：嘱被检查者睁眼，眼球注视内上方。检查者用棉签的细棉絮从旁边触及一侧角膜，则引起眼睑急速闭合，双眼分别检查，如刺激一侧引起闭目，为直接角膜反射；刺激后引起对侧也闭目，为间接角膜反射，正常人均存在。

（2）腹壁反射：嘱被检查者仰卧位，两下肢稍屈曲，用竹签在腹壁上的一定部位按一定方向轻轻划过，正常可看到该处腹壁肌肉收缩，示腹壁反射存在。划法是，右上腹由外侧向内上方，左上腹由外向内上方，右下腹由外向内下，左下腹由外向内下，脐两侧，由外向脐。

（3）提睾反射：用竹签轻轻由下向上划男性大腿内侧上部皮肤，同侧的提睾肌收缩使睾丸上提为提睾反射。正常者能引出，且两侧对称。

（4）跖反射：方法同巴宾斯基征，但正常表现为足跖曲。

（5）肛门反射：轻划肛门周围皮肤，引起肛门外括约肌收缩。

2. 深反射

（1）肱二头肌反射；方法以左手托扶患者屈曲的肘部，患者上肢肘部屈曲，并使前臂稍内旋，医生拇指置于患者的肱二头肌腱上，用叩诊锤叩击该拇指，正常者前臂呈快速性屈曲，引起屈肘。

（2）肱三头肌反射：患者肘关节屈曲，医生托扶其前臂及肘关节，用叩诊锤叩击尺骨鹰嘴突上方的肱三头肌腱，前臂做伸展动作。

（3）桡骨骨膜反射：患者肘关节半屈曲，前臂略向外旋，肘关节自然下垂，医生用叩诊锤叩击桡骨茎突上方，正常反应为屈肘及前臂旋前。

（4）膝腱反射：患者取坐位，小腿自然下垂，或取卧位，医生用左手于腘窝部托起患者下肢，使髋、膝关节稍屈曲，叩击髌骨下方股四头肌腱。正常反应为小腿做伸展运动。

（5）跟腱反射：患者取仰卧位，膝关节屈曲 90°，下肢外展外旋，医生用左手托其足掌，使足呈过伸位，用叩诊锤叩击跟腱，正常反应为腓肠肌收缩、足跖屈。如不能叩出，可嘱患者双腿跪于坐椅上，两足自然下垂，再叩击跟腱常可引出。

（6）阵挛：①髌阵挛：患者下肢伸直，检查者突然向下推动髌骨，出现髌骨连续的上下震动；②踝阵挛：患者下肢微屈，一手托腘窝另一手握足前部，突然推足背屈，引起踝部节律性的振动。

3. 病理反射

（1）巴宾斯基征 (Babinski sign)：患者取仰卧位，膝关节伸直，医生左手持住患者的踝部，右手用竹签由后向前沿足底外侧划至小趾掌关节，再转向踇趾侧，如踇趾背伸，其余各趾呈扇面外展，为巴宾斯基征阳性。此不一定属病理体征，因一岁半的小儿、意识不清或深睡者也可出现。

（2）奥本海姆征 (Oppenheim sign)：医生用右手拇指和示指沿患者的胫骨前缘两侧用力由上向下滑压，如踇趾背伸，其余四趾呈扇面外展，为阳性。

（3）戈登征 (Gordon sign)：医生用拇指和其他四指以适当力量捏压腓肠肌。如踇趾背伸，其余四趾呈扇面外展为阳性。

以上三种方法测试手段不同，然而阳性表现及临床意义相同。

4. 脑膜刺激征

（1）颈强直：患者取仰卧位，医生用一手托扶其枕部，由一手置于患者前胸上部，使之被动屈颈，若有一定阻力为颈部抵抗感，如抵抗力明显增强，且感疼痛为颈强直。

（2）克尼格征 (Kernig sign)：患者取仰卧位，先将一侧髋和膝关节各屈曲成直角。医生一手扶住膝关节，另一手托住该下肢足跟部，使之上抬，伸直小腿，正常人可将膝关节伸直 135° 以上，若在 135° 之内出现抵抗感或沿坐骨神经发生疼痛感，或对侧下肢屈曲者，均为阳性。

（3）布鲁金斯基征 (Brudzinski sign)：检查方法同颈强直。如患者出现膝关节与髋关节反射性屈曲者为阳性。

【见习准备】

带教老师准备大头针、叩诊锤、棉签、冷热水管、音叉、电筒、检眼镜等工具，准备有典型阳性体征且配合良好的患者 2 ~ 3 位，学生需要预习实习内容及相关教科书内容。

【见习步骤及安排】

1. 观看 CAI 教学光碟。

2. 教师先进行查体，示教神经系统常规检查内容，指出本次实习中的关键问题。

3. 学生分组互相检查，教师巡回指导。

4. 教师先选择好有典型体征的患者，由学生代表问诊，示教检体后，再由学生分组按检查顺序检查患者，教师指导并组织简短讨论。

5. 教师小结，布置作业。

（仝秀清　赵世刚）

见习三　以内囊病变为例讲述神经系统疾病定位诊断的临床应用

【见习目的】

（一）掌握

1. 神经系统疾病的病史采集和体格检查。

2. 神经系统疾病阳性体征的定位意义。

（二）熟悉

神经系统常见疾病的影像学特点。

（三）了解

神经系统常见疾病的其他辅助检查的特点。

【见习内容】

脑出血（一侧内囊区病灶）、脑梗死（一侧内囊区病灶）。

【见习准备】

带教老师选择病史典型且具有完善辅助检查（如 CT、MRI）结果的病例，学生需要预习实习内容及病历书写的相关教科书内容。

【见习步骤及安排】

1. 将学生 2～3 人分成 1 组，男女学生搭配，去查看典型患者，完成询问病史及相关查体。

2. 回到示教室，结合辅助检查，每组选择 1 位学生汇报本组病例的病史，总结主诉及查体的阳性体征、辅助检查，提出定位诊断及定性诊断依据，小组的其他学生再做补充。

3. 最后由带教老师给予评价，指出不足或错误，并讲授正确的方法，让学生通过这个病例掌握定位诊断及其在神经系统诊查中的实际应用，并简单识别神经科常用的 CT、MRI。

4. 老师留课后思考题 2～3 个

【见习病例】

（一）脑出血（以丘脑出血内囊受损为例）

1. 病史询问要点

（1）发病有无诱因（激动、生气、剧烈运动、饮酒等）。

（2）起病的急缓。

（3）病程的长短。

（4）临床表现特点：有无头晕、头痛、呕吐、肢体麻木无力，视野有无受损。

（5）有无言语功能受损、精神障碍、情绪等临床特点。

（6）诊疗情况，包括药物治疗效果。

（7）目前有无高颅压、脑疝的表现。

（8）既往疾病史（如高血压、冠心病、糖尿病、肺部疾病、动脉瘤等）。

2. 体检要点

（1）意识水平、言语功能、高级智能。

（2）中枢性面舌瘫、偏盲。

（3）肌力、肌张力、病理征、偏身深浅感觉障碍。

（4）有无高颅压、脑疝的表现：如双侧瞳孔不等大、意识不清、喷射性呕吐等。

（5）有无并发症的出现：如肺部感染、消化道出血、压疮等。

3. 见习步骤及讨论

（1）学生分组去病房询问病史、进行体格检查，回示教室报告病历摘要。

（2）请学生提出必要的辅助检查，并说明检查的目的，由带教老师提供相应检查的结果。

（3）学生归纳患者的临床特点；做出完整的诊断，并说明诊断依据；注意其并发症。

（4）开出患者的住院医嘱。

（5）由老师结合患者具体实际以提问的方式小结。

1）中枢神经系统受损（内囊病变）临床特点。

2）脑出血的诊断。

3）与脑梗死、蛛网膜下腔出血、脑栓塞的鉴别诊断。

4）治疗原则：

①安静休息、避免激动，给予脱水减轻脑水肿治疗，处理并发症。

②出血量大应采用积极外科手术治疗，后期加强肢体功能锻炼、促进肢体功能恢复。

（薛 韬）

第六章　精神病学

精神病学是临床医学的一个分支学科，是研究精神疾病病因、发病机制、临床表现、疾病发展规律以及治疗和预防的一门学科。由于社会、经济的发展，对精神卫生服务需求的增加，精神病学服务对象以及研究对象已经发生明显变化，服务模式也从封闭管理转向开放或半开放管理。在系统学习理论课的基础上，通过教学见习，使学生对基础理论、基本知识和基本技能进行深入透彻的理解和运用，将课堂理论与临床实践相结合，掌握精神科常见病、多发病的病因、发病机制、临床表现、诊断、治疗、康复与预防，培养学生独立思考、观察识别、思维理解、分析和解决问题的能力，充分发挥学生的主观能动性。根据培养方案的要求，临床、麻醉医学本科专业精神病学见习课共8学时，2次。

节数	临床、麻醉医学本科专业	
	内容	学时
见习一	精神障碍的症状学与精神分裂症	4
见习二	心境障碍与神经症性障碍及分离（转换）性障碍	4
总计		8

见习一　精神障碍的症状学与精神分裂症

【见习目的】

（一）掌握

1. 感觉，知觉障碍。
2. 思维障碍。
3. 自知力。
4. 通过见习进一步掌握精神分裂症的临床表现、诊断标准及治疗原则。

（二）熟悉

1. 注意障碍。
2. 记忆障碍。
3. 智能障碍。
4. 精神分裂症患者的病史采集。
5. 熟练精神分裂症患者的精神检查法。

（三）了解

1. 定向力。
2. 初步学会精神分裂症患者的病历分析。

【见习内容】

(一)认识过程

1. 感知觉障碍

(1)感觉障碍：感觉减退、感觉增强、内感性不适。

(2)知觉障碍：错觉、幻觉(幻听：真性、假性、评论性、命令性、思维鸣响、功能性；幻视；幻嗅；幻味；幻触；内脏幻觉)。

(3)感知综合障碍：视物变形症、非真实感。

2. 注意障碍　注意增强、注意减退。

3. 记忆障碍

(1)记忆减退。

(2)遗忘(顺行性或逆行性、界限性、进行性遗忘)。

(3)记忆增强。

(4)虚构。

(5)错构。

4. 智能障碍

(1)精神发育迟滞。

(2)痴呆(全面性、部分性、假性痴呆)。

5. 思维障碍

(1)思维形式障碍(思维奔逸、思维贫乏、思维散漫、思维不连贯、思维中断、思维被夺、强制性思维、病理性赘述、象征性思维、语词新作、思维化声、逻辑倒错性思维、强迫思维)。

(2)思维内容障碍(各种妄想)。

(3)超价观念。

6. 自知力。

7. 定向力。

(二)情感障碍

情感高涨、情感低落、情感淡漠、焦虑、恐惧、情感不稳、情感倒错、欣快、易激惹、情感矛盾等。

(三)意志障碍

意志增强、意志减退、意志缺乏、矛盾意向。

(四)动作行为障碍

1. 精神运动性兴奋　协调性和不协调性兴奋。

2. 精神运动性抑制　木僵、蜡样屈曲、缄默症、违拗症。

3. 模仿动作。

4. 刻板动作。

5. 作态。

6. 强迫动作。

(五)常见精神疾病综合征

幻觉妄想综合征、躁狂综合征、抑郁综合征、紧张综合征、遗忘综合征。

（六）精神分裂症

1. 示教精神分裂症住院患者的临床表现、诊断标准及治疗原则。

2. 示教精神分裂症住院患者的病史采集。

3. 示教精神分裂症住院患者精神检查法。

4. 示教精神分裂症住院患者病历分析。

【见习准备】

1. 准备能配合示教的具有感知觉障碍、思维障碍、自知力障碍、注意障碍、记忆障碍、智能障碍、定向力障碍等常见精神症状的患者 3 例，并做知情同意。

2. 准备能配合示教的症状典型的精神分裂症患者，并做知情同意。

【见习步骤及安排】

（一）精神障碍的症状学

1. 学生复习常见精神症状的理论内容。

2. 示教症状

（1）结合患者认识并掌握：感知觉障碍、思维障碍、自知力障碍。

（2）结合患者进一步熟悉：注意障碍、记忆障碍、智能障碍。

（3）结合患者进一步了解：定向力障碍。

（4）常见精神疾病综合征：幻觉妄想综合征、躁狂综合征、抑郁综合征、紧张综合征、遗忘综合征。

3. 思考讨论

（1）如何判定一个人的精神活动是否属于病态？

（2）精神症状的共同特点是什么？

（3）错觉、幻觉、感知综合障碍的异同点是什么？

（4）思维形式障碍的主要类型有哪些？

（5）妄想的概念及主要特征是什么？

（6）精神发育迟滞与痴呆的异同点有哪些？

（7）精神运动性兴奋和精神运动性抑制的主要临床表现有哪些？

（8）何为自知力？其损害程度与精神疾病的严重程度有何关系？

（二）精神分裂症

1. 病史采集

（1）提示病史主要由代述人（单位及亲属）供给，以便获得客观、全面的真实材料。

（2）详细讲解书写病史的格式和内容。

（3）介绍采集病史应注意的事项。

2. 精神检查法

（1）介绍精神检查前应该注意以下问题。

1）要有耐心、亲切、同情的态度。

2）对病史内容要做到心中有数。

3）可选用自由交谈法和询问法。

4）注意倾听又要察言观色，并做好纪录。

5）环境安静，每次检查一般不超过 1h。

（2）详细讲解精神状况检查的内容、症状识别、诊断、鉴别诊断。

（3）了解特殊情况下的精神状况检查。

3. 病历分析

（1）发病基础及原因。

（2）起病形式及发展特点。

（3）临床表现。

（4）诊断及鉴别诊断。

（5）治疗。

4. 思考讨论

（1）哪些精神症状对诊断精神分裂症较有特异性?

（2）精神分裂症的病因学涉及哪些方面?

（3）在诊断精神分裂症时，还应注意与哪些精神障碍相鉴别?

（4）精神分裂症有哪些治疗手段？精神分裂症的预后真的十分悲观吗?

【见习病例】

精神分裂症

1. 病史询问要点

（1）发病基础：一般资料、病前性格、家族史、既往史。

（2）发病原因：外因、心因、原因不明，以及应考虑的疾病。

（3）临床表现：患者具有哪些症状，确立临床症状的意义，特征性症状是什么。

（4）病程特点：首发、复发、病程迁延。

（5）诊断及鉴别诊断：症状学诊断；疾病分类学诊断；应考虑的疾病及鉴别要点。

2. 专科检查要点

（1）外表与行为。

（2）言谈与思维。

（3）情绪状态。

（4）感知。

（5）认知功能。

（6）自知力。

3. 见习步骤及讨论

（1）病历分析。

（2）诊断要点。

（3）诊断标准。

（陈丽霞）

见习二　心境障碍与神经症性障碍及分离 / 转换障碍

【见习目的】

（一）掌握

1. 通过见习进一步掌握心境障碍的抑郁发作、躁狂发作临床表现。

2. 通过见习初步掌握抑郁发作、躁狂发作的诊断及鉴别诊断。
3. 各神经症性障碍亚型的临床表现、诊断、鉴别诊断。
4. 分离 / 转换障碍的临床表现、诊断、鉴别诊断。

（二）熟悉

1. 心境障碍患者的病史采集。
2. 熟练心境障碍患者的精神检查法。
3. 神经症性障碍的病史采集、精神检查法。
4. 分离 / 转换障碍的病史采集、精神检查法。

（三）了解

1. 初步学会心境障碍患者的病历分析。
2. 了解心境障碍患者的治疗方法。
3. 神经症性障碍的发病机制、病例分析、治疗。
4. 分离 / 转换障碍的发病机制、病例分析、治疗。

【见习内容】

1. 心境障碍、各神经症性障碍亚型及分离 / 转换障碍住院患者的病史采集

（1）病史主要由代述人（单位及亲属）或患者本人供给，以便获得客观、全面、真实的材料。

（2）病史顺序为一般资料、主诉、现病史、既往史、个人史（性格特征重点收集）、月经婚育史、家族史。

2. 心境障碍、神经症性障碍及分离 / 转换障碍住院患者的精神检查。
3. 心境障碍、神经症性障碍及分离 / 转换障碍病例分析。

【见习准备】

1. 复习心境障碍、神经症性障碍及分离 / 转换障碍的理论课内容。
2. 准备愿意配合示教的一位躁狂发作患者、一位抑郁发作患者、一位某一神经症性障碍亚型患者、一位分离 / 转换障碍患者，并做知情同意。

【见习步骤及安排】

（一）住院患者病史采集

1. 病史主要由代述人（单位及亲属）供给，以便获得客观、全面的真实材料。
2. 认真阅读门诊、急诊、转诊及既往住院病历，但又不应受其限制。
3. 病史顺序为一般资料、主诉、家族史、个人史、现病史，主诉为病程及主要症状。
4. 除口头询问，必要时还应收集患者的书写资料等。

（二）精神检查法

精神检查前应该注意以下问题：

1. 要有耐心、亲切、同情的态度。
2. 对病史内容要做到心中有数。
3. 可选用自由交谈法和询问法。
4. 注意倾听又要察言观色，并做好记录。
5. 环境安静，每次检查一般不超过 1h。
6. 儿童及脑器质性精神病患者要注意其特点。

（三）病历分析

1. 发病基础 一般资料、病前性格、家族史、既往史。

2. 起病形式及发展特点 急性、亚急性、慢性起病形式；首发、复发、病程迁延；各种形式多见于何种疾病。

3. 发病原因 体因、心因、原因不明，以及应考虑的疾病。

4. 临床表现 患者具有哪些症状，确立临床症状的意义，特征性症状是什么。

5. 诊断及鉴别诊断 症状学诊断；疾病分类学诊断；应考虑的疾病及鉴别要点。

【见习病例】

（一）躁狂发作患者

1. 病史询问要点

（1）发病基础：一般资料，病前性格，家族史，既往史。

（2）发病原因：体因、心因、原因不明，以及应考虑的疾病。

（3）临床表现：患者具有哪些症状，确立临床症状的意义，特征性症状是什么。

（4）病程特点：首发、复发、病程迁延。

2. 专科检查要点

（1）外表与行为。

（2）言谈与思维。

（3）情绪状态。

（4）感知。

（5）认知功能。

（6）自知力。

3. 见习步骤及讨论

（1）病历分析。

（2）诊断要点。

（3）诊断标准。

（4）鉴别诊断。

（二）抑郁发作患者

1. 病史询问要点

（1）发病基础：一般资料，病前性格，家族史，既往史。

（2）发病原因：体因、心因、原因不明，以及应考虑的疾病。

（3）临床表现：患者具有哪些症状，确立临床症状的意义，特征性症状是什么。

（4）病程特点：首发、复发、病程迁延。

2. 专科检查要点

（1）外表与行为。

（2）言谈与思维。

（3）情绪状态。

（4）感知。

（5）认知功能。

（6）自知力。

3. 见习步骤及讨论

（1）病历分析。

（2）诊断要点。

（3）诊断标准。

（4）鉴别诊断。

（三）某一神经症性障碍亚型（惊恐障碍、恐惧症、广泛性焦虑、强迫障碍、神经衰弱）

1. 病史询问要点　病史由患者本人提供，检查者态度是详细了解病史的关键。

2. 专科检查要点　躯体症状、自主神经功能紊乱、情绪冲突和心理社会问题。强调精神检查法注意事项：

（1）要有耐心、亲切、同情的态度。

（2）对病史内容要做到心中有数。

（3）可选用自由交谈法和询问法。

（4）注意倾听又要察言观色，并做好记录。

（5）环境安静，每次检查不超过 1h。

3. 见习步骤及讨论　总结临床表现、列出诊断标准及鉴别诊断，了解治疗经过。

（四）分离 / 转换障碍

1. 病史询问要点　病史由患者代述人提供，包括应激事件、创伤经历、性格及人格基础。

2. 专科检查要点　是否部分或全部丧失对过去的记忆、身份意识、躯体感觉以及运动控制的正常整合。

3. 见习步骤及讨论　总结临床表现，列出诊断标准及鉴别诊断，了解治疗经过。

（殷朝辉）

第七章　传染病学

传染病学是一门研究各种传染病在人体内外发生、发展、传播、诊断、治疗和预防规律的学科，是重要的临床医学专业课程之一。在系统学习理论课的基础上，通过教学见习，使学生对基础理论、基本知识和基本技能进行深入透彻的理解和运用，将课堂理论与临床实践相结合，培养临床思维、分析和解决实际问题的能力，为认识传染病、防治传染病，加速控制、消灭某些传染病打下基础。根据培养方案的要求，临床、麻醉医学本科专业传染病学见习课共 12 学时，3 次。

节数	临床、麻醉医学本科专业	
	内容	学时
见习一	消毒隔离与传染性发疹性疾病	4
见习二	病毒性肝炎诊断与治疗（黄疸的鉴别诊断）	4
见习三	布鲁菌病的诊断与治疗（感染性发热的诊断）	4
总计		12

见习一　消毒隔离与传染性发疹性疾病

【见习目的】

（一）掌握

1. 消毒、隔离的概念与重要性，穿脱隔离衣的方法。

2. 水痘、猩红热、手足口病、麻疹等疾病的特点与鉴别诊断。

（二）熟悉

1. 消毒的种类及方法，隔离原则、方法与种类。

2. 传染病的报告时限、传染病报告卡的填写方法。

（三）了解

1. 传染病防治法的相关知识。

2. 传染科病区的分区、进出传染病区的顺序、七部洗手法。

【见习内容】

1. 消毒与隔离的重要性、分类、方法、步骤、进出传染病区的顺序。传染病防治法的相关知识；传染病的报告时限、传染病报告卡的填写方法。教师结合不同传播途径讲解不同传染病的消毒与隔离制度及方法，讲解传染病防治法的相关知识、传染病报告制度的意义，法定传染病的种类、报告程序、传染病报告卡的填写方法。

2. 穿脱隔离衣、七步洗手法的操作：由教师演示穿脱隔离衣、七步洗手法的规范操作步骤，并请每位学生在教师指导下演练，直至熟练为止。

3. 水痘、猩红热、手足口病、麻疹等疾病的临床表现及鉴别要点。

【见习准备】

准备两件隔离衣、传染病报告卡、出疹性疾病病例。

【见习步骤及安排】

（一）传染病的消毒与隔离

1. 传染病的消毒　概念、种类、方法。

2. 传染病的隔离　概念、原则、方法、种类。

3. 传染科病区的分区、进出传染病区的顺序。

（二）隔离衣穿脱方法及七步洗手法

1. 穿隔离衣方法。

2. 脱隔离衣方法。

3. 七步洗手法。

（三）学习填写传染病报告卡

1. 传染病法相关知识　《中华人民共和国传染病防治法》执行时间、法定传染病种类、上报时限。

2. 传染病报告卡的填写及注意事项。

（四）病毒性发疹性疾病的诊断与鉴别诊断

【见习病例】

病毒性发疹性疾病

1. 病史询问要点　流行病学史、疫苗接种史、发热与出疹的时间间隔、出疹顺序、伴随症状、治疗经过等。

2. 体检要点　生命体征、皮疹分布、形态、口腔（麻疹可见科氏斑、手足口病可见口腔黏膜疹）、舌部（猩红热可见草莓舌、杨梅舌）、咽部（猩红热可见咽部充血、脓性渗出液）、颈部（猩红热可见颌下、颈部淋巴结肿大）、肺部（合并感染时可有干湿性啰音）、心脏（合并心肌炎等可有心音低钝、心率快）。

3. 见习步骤及讨论

（1）选择病毒性发疹性疾病典型病例 2 ~ 3 例，指导教师复习理论课关键内容。

（2）典型病例示教，学生分组检查患者，问诊、查体，查阅患者临床资料及辅助检查。

（3）学生代表汇报病历，学生补充，提出需做的辅助检查。教师提供结果，学生综合分析，讨论诊断依据、鉴别诊断，并做出诊断，提出治疗意见，教师总结。

（4）若病种来源困难，可观看影视录像资料或选用以前的典型病例分析讨论。

（娜　丽）

见习二　病毒性肝炎诊断与治疗（黄疸的鉴别诊断）

【见习目的】

（一）掌握

1. 病毒性肝炎的临床表现、诊断、鉴别诊断及治疗原则。

2. 病毒性肝炎引起的黄疸的临床特点、黄疸的鉴别诊断要点。

（二）熟悉

1. 黄疸的概念。

2. 黄疸的分类。

（三）了解

1. 病毒性肝炎的抗病毒治疗。

2. 不同类型黄疸的典型临床特点。

【见习内容】

1. 各型病毒性肝炎的问诊、体格检查、辅助检查、诊断、治疗原则。

2. 各型病毒性肝炎的鉴别诊断、治疗方案、黄疸的鉴别诊断。

【见习准备】

教师按照实习要求选择3位符合条件的患者，尽量选择病史和体征明显、辅助检查完善、能够积极配合的患者，事先做好患者的工作，说明情况。

【见习步骤及安排】

1. 相关理论知识的讲解

（1）病毒性肝炎的临床表现、诊断、鉴别诊断及治疗原则。

（2）黄疸的概念及分类。

（3）病毒性肝炎引起的黄疸临床特点。

（4）黄疸的鉴别诊断。

（5）常见的引起黄疸的疾病。

（6）不同类型黄疸的典型临床特点。

2. 学生分成数个小组，每4～5人一组去查看指定患者，进行病史采集及体格检查。

3. 每组选择一位学生代表汇报本组查看患者的病历，总结现病史及体格检查结果，由其他成员进行补充，由带教老师给予评价，指出错误。

4. 由带教老师带领学生检查患者后进行分析讨论、总结。

【见习病例】

病毒型肝炎

1. 病史询问要点　流行病学史、家族史（是否母婴传播）、疫苗接种史、手术输血史、是否有肝病症状（如发热、腹痛、肝区不适、食欲不振、黄疸、消瘦、皮肤瘙痒、腹胀、双下肢水肿、尿及粪便颜色变化等）、诊治经过（是否接受抗病毒、保肝、抗纤维化、免疫调节等治疗）。

2. 体检要点　肝病面容、肝掌、蜘蛛痣、皮肤巩膜黄染（溶血性黄疸为浅柠檬色，肝细胞性黄疸为浅黄至金黄色，阻塞性黄疸为暗黄、黄绿或绿褐色）、肝脾触诊、移动性浊音、双下肢水肿。

3. 见习步骤及讨论

（1）选择病毒性肝炎典型病例 2～3 例，指导教师复习理论课关键内容。

（2）典型病例示教，学生分组检查患者，问诊、查体，查阅患者临床资料及辅助检查。

（3）学生代表汇报病历，学生补充，提出需做的辅助检查。教师提供结果，学生综合分析，讨论诊断依据和鉴别诊断，并做出诊断，提出治疗意见，教师总结。

（4）若病种来源困难，可观看影视录像资料或选用以前的典型病例分析讨论。

（娜　丽）

见习三　布鲁菌病的诊断与治疗（感染性发热的诊断）

【见习目的】

（一）掌握

1. 布鲁菌病的临床表现、诊断、治疗原则。

2. 感染性发热的诊断。

（二）熟悉

1. 布鲁菌病的流行病学特点。

2. 感染性发热特点、伴随症状、实验室检查。

（三）了解

1. 布鲁菌病的鉴别诊断

2. 感染性发热的诊断思路

【见习内容】

1. 布鲁菌病的问诊、体格检查、辅助检查、诊断、治疗原则。

2. 布鲁菌病的鉴别诊断、治疗方案、感染性发热的鉴别诊断。

【见习准备】

教师按照实习要求选择 3 位符合条件的患者，尽量选择病史和体征明显、辅助检查完善、能够积极配合的患者，事先做好患者的工作，说明情况。

【见习步骤及安排】

1. 相关理论知识的讲解

（1）布鲁菌病的流行病学、临床表现。

（2）布鲁菌病的诊断要点、治疗原则。

（3）布鲁菌病的鉴别诊断。

（4）感染性发热的特点、伴随症状、实验室检查。

（5）感染性发热的诊断思路。

2. 学生分成数个小组，每 4～5 人一组去查看指定患者，进行病史采集及体格检查。

3. 每组选择一位学生代表汇报本组查看患者的病历，总结现病史及体格检查结果，由其他成员进行补充，带教老师给予评价，指出错误。

4. 由带教老师带领学生检查患者后进行分析讨论、总结。

【见习病例】

布鲁菌病或发热待查

1. 病史询问要点　流行病学史、发热持续时间及热型，是否出汗，是否伴有关节疼痛、腰痛，男性患者是否有睾丸肿大，是否伴有其他系统症状。

2. 体检要点　营养状况、皮疹、肝脾触诊、关节是否肿胀变形、睾丸是否肿大。

3. 见习步骤及讨论

（1）选择布鲁菌病或发热待查典型病例 2 ~ 3 例，指导教师复习理论课关键内容。

（2）典型病例示教，学生分组检查患者，问诊、查体，查阅患者临床资料及辅助检查。

（3）学生代表汇报病历，学生补充，提出需做的辅助检查。教师提供结果，学生综合分析，讨论诊断依据、鉴别诊断，并做出诊断，提出治疗意见，教师总结。

（4）若病种来源困难，可观看影视录像资料或选用以前的典型病例分析讨论。

（娜　丽）

第八章　耳鼻咽喉科学

耳鼻咽喉头颈外科学由耳鼻咽喉科学逐步演变发展而来，主要研究听觉、平衡、嗅觉诸感官与呼吸、吞咽、发声、语言诸运动器官的解剖、生理和疾病现象，在系统学习理论课的基础上，通过见习教学，使学生对基础理论、基本知识和基本技能进行深入透彻的理解和运用，将课堂理论与临床实践相结合，了解疾病的诊断和治疗原则，培养学生独立思考、观察识别、思维理解、分析和解决问题的能力，充分发挥学生的主观能动性。根据培养方案的要求，临床、口腔、麻醉、影像医学本科专业耳鼻咽喉科学见习课共 12 学时，3 次。

节数	临床、口腔、麻醉、影像医学本科专业	
	内容	学时
见习一	耳鼻咽喉科正常检查法	4
见习二	鼻与咽喉的正常检查法	4
见习三	耳的正常检查法及耳鼻咽喉科常见病、多发病的体征检查要点	4
总计		12

见习一　耳鼻咽喉科正常检查法

【见习目的】

掌握耳鼻咽喉科常用工具的正常使用，正常耳鼻咽喉的结构、形态。

【见习内容】

耳鼻咽喉科各种器具的认知及使用。

【见习准备】

光源，诊察椅，额镜，鼻镜，压舌板，鼓气耳镜，音叉，耵聍钩，枪状镊。

【见习步骤及安排】

1. 在示教室集中学生，说明本次实习目的、实习内容及见习的整个过程和步骤。掌握耳鼻咽喉科常用工具的正常使用，掌握耳鼻咽喉的正常结构、形态。

2. 由带教老师演示医患的坐姿、体位，灯光的摆放以及额镜的佩戴和使用、鼻镜、耳镜、压舌板、鼓气耳镜、间接喉镜、耵聍钩、枪状镊等耳鼻咽喉科常用工具的正常使用方法。

3. 学生分成小组，每 2 人一组，相互使用耳鼻咽喉科各种器具检查对方，认知正常耳鼻咽喉的结构、形态。

4. 各组将实习中遇到的问题集中交到老师处，由老师就问题出现的部分重新讲解、演示。

5. 检查者与患者的位置　光源定位在被检查者右耳后上方 15cm 处，检查鼻咽喉时检查者面对被检查者，距离25～40cm。检查耳部时检查者与被检查者头部应在同一平面，检查过程中根据需要调整被检查者头位。

6. 额镜使用方法　额镜是圆形聚光凹面镜，直径为8cm，焦距为25cm，中央窥镜孔为1.4cm。光源投射到额镜镜面，经对光反射聚焦到检查部位，检查者通过镜孔看到反射光束焦点。额镜使用时特别注意以下几点：

（1）保持瞳孔、镜孔、反光焦点和检查部位成一直线。

（2）保持检查姿势端正，不可弯腰、扭颈而迁就光源。

（3）单目视线向正前方通过镜孔观察反射光束焦点区被检查部位，但另眼不闭。

（崔晓波）

见习二　鼻与咽喉的正常检查法

一、鼻的正常检查法

【见习目的】

掌握：鼻镜的正常使用，认知鼻的正常结构、形态。

【见习内容】

鼻镜的认知及使用，鼻的正常结构、形态。

【见习准备】

光源，诊察椅，额镜，前鼻镜，鼻咽镜，酒精灯。

【见习步骤及安排】

1. 在示教室集中学生，说明本次实习目的、实习内容及见习的整个过程和步骤。掌握鼻镜的正常使用，认知鼻的正常结构、形态。

2. 由带教老师演示鼻镜、鼻咽镜的正常使用方法。

3. 学生分成小组，每2人一组，相互使用鼻镜、鼻咽镜检查对方，认知鼻的正常结构、形态。

4. 各组将实习中遇到的问题集中交到老师处，由老师就问题出现的部分重新讲解、演示。

（1）外鼻检查：观察外鼻的形态，如有无外鼻的畸形、前鼻孔是否狭窄；颜色，是否有酒渣鼻；活动，如面瘫时鼻唇沟变浅等；注意有无开放性鼻音或闭塞性鼻音。

（2）鼻腔检查及鼻前庭检查。

1）用拇指将鼻尖抬起并左右活动，观察鼻前庭的情况。

2）前鼻镜检查：固有鼻腔检查。

第一头位：观察鼻底、下鼻甲、下鼻道。

第二头位：头后仰与鼻底成30°，观察鼻中隔、中鼻甲、中鼻道。

第三头位：头继续后仰30°，观察鼻中隔、中鼻甲前端、中鼻道的前下部、嗅裂、鼻丘。

二、咽喉的正常检查法

【见习目的】

掌握：压舌板的正确使用，认知咽的正常结构、形态。

【见习内容】

压舌板的认知及使用，咽的正常结构、形态。

【见习准备】

光源，诊察椅，额镜，压舌板，鼻咽镜，酒精灯。

【见习步骤及安排】

1. 在示教室集中学生，说明本次实习目的、实习内容及见习的整个过程和步骤。掌握压舌板的正确使用，认知咽的正常结构、形态。

2. 由带教老师演示压舌板的使用，鼻咽镜、间接喉镜的正常使用方法。

3. 学生分成小组，每2人一组，相互使用压舌板、鼻咽镜检查对方，认知正常咽的结构、形态。

4. 各组将实习中遇到的问题集中交到老师处，由老师就问题出现的部分重新讲解、演示。

（1）口咽检查：被检者端坐，自然放松，用压舌板轻压舌前2/3处，观察口咽部有无充血、溃疡、新生物，及软腭、扁桃体情况。

（2）鼻咽检查：被检者端坐，自然放松，检查者左手用压舌板轻压前2/3处，右手持加温不烫的鼻咽镜，镜面向上观察鼻咽各部。

（3）喉咽检查：被检者端坐，自然放松，检查者左手用纱布裹住舌前1/3处向外向下轻拉，右手持加温不烫的间接喉镜镜面向下观察喉咽各部。

（王博谦）

见习三　耳的正常检查法及耳鼻咽喉科常见病、多发病的体征检查要点

一、耳的一般检查法

【见习目的】

掌握耳郭及耳周的检查方法，熟悉耳的徒手检查法和耳镜检查法，能看到正常鼓膜标志（紧张部、松弛部、前后皱襞、锤骨端突、锤骨柄、脐部、光锥）。

【见习内容】

1. 耳郭及耳周检查　观看耳郭及耳周的正常解剖，注意有无以下异常。

（1）耳郭畸形：多为先天性，包括副耳、招风耳、猿耳、小耳、先天性耳前瘘管、第一鳃裂瘘管。

（2）耳郭假性囊肿：耳甲腔及耳甲艇局限性隆起。

（3）耳郭及耳周炎性表现：皮肤红肿、触痛。

2. 外耳道及鼓膜检查　观察外耳道及正常鼓膜形状，注意有无以下异常。

（1）外耳道疖肿、外耳道炎：耳郭牵拉痛或耳屏压痛，耳道壁皮肤红肿。

（2）外耳道耵聍栓塞：见褐色或酱色耵聍。

（3）外耳道真菌：外耳道黑污状物或黄白色点状物。

（4）中耳炎：外耳道见脓性分泌物，鼓膜穿孔。

【见习准备】

额镜、光源、耳镜（耳道撑开器）、鼓气耳镜、实习对象（老师学生均可）。

【见习步骤及安排】

1. 讲解：在示教室集中学生，讲解耳的一般检查法。

2. 对光：受检耳朝正面，检查者相对而坐，检查用光源置于患者头部上方，调整额镜的反光焦点投照于患者的外耳道口。

3. 检查方法

（1）徒手检查：成人外耳道略呈“S”形，应用单或双手将耳郭向后、上、外方轻轻牵拉，使外耳道变直，同时可用手示指将耳屏向前推压，使外耳道口扩大，以便看清外耳道及鼓膜。婴幼儿外耳道呈扁隙状，检查时向下牵拉耳郭。

（2）耳镜检查：适用于耳道狭小、耳毛多时。放入深度为耳镜前端不要超过软骨部，以免引起疼痛，分单手或双手检查。查看鼓膜需要调整耳镜的方向，方能看到鼓膜的各个部分。

4. 分组：每 2 位学生分成一组，互相检查。首先对光。然后观看耳郭、耳道及鼓膜，老师指导。

5. 每组选一位学生汇报检查的情况，画出鼓膜的正常图像。最后由带教老师给予评价，指出错误并讲解，同时再次示教检查方法直到掌握。

二、耳鼻咽喉科常见病、多发病的体征检查要点

【见习目的】

掌握中耳炎性疾病的主要症状、主要阳性体征、实验室检查、各个疾病的特点和防治原则。

【见习内容】

1. 喉科常见疾病　急性和慢性喉炎、声带息肉、声带小结。

2. 耳科常见疾病　卡他性中耳炎、化脓性中耳炎。

【见习准备】

教师准备实习内容中要求的病例，尽量选择有典型病史和体征、辅助检查结果较完善的病例，如喉镜检查、纯音测听表、乳突鼻窦 CT 片或 X 线片等各种病例 1 ~ 2 例。

【见习步骤及安排】

1. 在示教室集中学生，教师说明本次实习目的、实习内容及见习整个过程的步骤。

2. 分成小组进行实习（每 5 人一组），包括询问病史和查体。分别察看上述内容。

3. 每组选一位学生汇报，总结本组病例的情况，其他成员做补充，最后由代课教师评价及讲解。

4. 带教教师带领学生察看 1 ~ 2 例典型患者，示范如何询问病史及查体。教师提供典型病例的辅助检查结果，并帮助学生分析各项检查的临床意义。

【见习病例】

（一）声带息肉

1. 病史询问要点　多发生于职业用声或用声过度的人，如教师、歌唱演员。主要症状为渐进性声嘶。广基大息肉可致失声。

2. 体检要点　查体可见，声带前中 1/3 附近有半透明白色或粉红色肿物，表面光滑。息肉可广基可有蒂。

3. 见习步骤及讨论

（1）诊断依据：声音嘶哑。

（2）查体：声带上白色或粉红色肿物，表面光滑，可对称或单侧出现。

（3）鉴别诊断：需与声带小结等鉴别。

（二）胆脂瘤型中耳炎

1. 病史询问要点

（1）长期耳流脓，脓量多少不定，有时有血丝，有特殊恶臭。

（2）诊断依据：长期耳流脓，脓有特殊恶臭。

2. 体检要点　查体可见，鼓膜松弛部或紧张部后上方有边缘性穿孔，有时从穿孔处可见鼓室内有灰白色鳞屑状豆渣样物，恶臭。

3. 见习步骤及讨论：

（1）辅助检查：听力检查有不同程度的传导性耳聋，晚期可为混合型耳聋或感音神经性耳聋。乳突 X 线片颞骨 CT 示骨质破坏，边缘浓密锐利。

（2）鉴别诊断：需与中耳癌、结核性中耳乳突炎鉴别。

（三）急性鼻炎

1. 病史询问要点　四季均可发病，但冬季更多见。以病毒感染为主，潜伏期 1~3 天。表现为鼻干燥、灼热感或痒感和喷嚏，鼻阻塞伴鼻涕（水样或黏涕）。

2. 体检要点　鼻腔检查可见，鼻黏膜充血、肿胀，下鼻甲充血、肿大，总鼻道或鼻底有分泌物。

3. 见习步骤及讨论

（1）诊断及鉴别诊断、并发症

1）诊断依据：鼻干燥、灼热感或痒感和喷嚏，鼻阻塞伴鼻涕（水样或黏涕）。查体见鼻黏膜充血、肿胀，下鼻甲充血、肿大，总鼻道或鼻底有分泌物。

2）鉴别诊断：流行性感冒、变应性鼻炎、血管性鼻炎、急性传染病、鼻白喉。

3）并发症：急性鼻窦炎、急性中耳炎、急性咽炎、喉炎。

（2）治疗原则：支持和对症治疗为主，预防并发症，全身治疗和局部治疗。

（四）急性咽炎

1. 病史询问要点　常见于秋冬及冬春季发病。病因为病毒、细菌、环境因素。咽痛、发热、头痛、食欲不振、四肢痛。

2. 体检要点　口咽部黏膜充血、肿胀，咽后壁淋巴滤泡隆起，表面有黄白色点状渗出物，腭垂及软腭水肿。

3. 见习步骤及讨论

（1）诊断与鉴别诊断

1）诊断依据：

①病史：咽痛、发热、头痛。

②查体：咽部黏膜充血、肿胀，咽后壁淋巴滤泡增生，有黄白色点状渗出物。

2）鉴别诊断：与急性传染病相鉴别。

（2）并发症：中耳炎、鼻窦炎、上下呼吸道的急性炎症、肾炎、风湿热及败血症。

（3）治疗原则：局部用药，全身用药，卧床休息。

（王博谦）

第九章　眼科学

眼科学是一门临床医学学科，其任务是研究视觉器官疾病的发生、发展和转归以及预防、诊断和治疗。学习眼科学的目的是，使学生了解并掌握常见眼病的诊断、治疗的基本知识和常规处理的基本技能，以满足眼科临床、科研工作的需要。在系统学习眼科学理论课的基础上，通过教学见习，使学生对基础理论、基本知识和基本技能进行深入透彻的理解和运用，将课堂理论与临床实践相结合，正确掌握眼科的基本检查方法，了解疾病的诊断和治疗原则，培养学生独立思考、观察识别、思维理解、分析和解决问题的能力，充分发挥学生的主观能动性。根据培养方案的要求，临床专业、口腔、麻醉、影像医学本科专业眼科学见习课共 12 学时，3 次。

节数	临床、口腔、麻醉、影像医学本科专业	
	内容	学时
见习一	眼部解剖与生理	4
见习二	眼科检查法及门诊常见处置	4
见习三	眼科常见病	4
总计		12

见习一　眼部解剖与生理

【见习目的】

（一）掌握

眼球及附属器的解剖。

（二）熟悉

眼球各组织的生理功能。

（三）了解

眼胚胎的发生和形成，眼球及附属器的发育。

【见习内容】

眼球、眼附属器的解剖、眼的血管及神经、眼的胚胎发育。

【见习准备】

教师选择好动物眼球，每 3 人一组，准备好模型、幻灯片、标本和器材。

【见习步骤及安排】

1. 说明本次实习目的、实习内容及见习整个过程的步骤。

2. 解剖猪眼球，要求对照模型，解剖眼球壁的三层结构及眼球的内容物。

3. 利用颅骨标本，了解视神经孔、眶上裂、眶下裂、泪腺窝、滑车窝及眼眶壁等构成以及邻近组织的解剖关系。

4. 利用模型，了解附属器的解剖结构及生理功能、眼的血管来源与分布、眼的神经支配等。

5. 利用模型，了解眼的胚胎发育知识及胚胎形成过程。

（包秀丽）

见习二　眼科检查法及门诊常见处置

【见习目的】

（一）掌握

1. 视力和视功能的检查法。

2. 常见的眼前、后段检查方法以及正确书写检查报告。

（二）熟悉

眼科常用特殊检查包括影像检查、视觉电生理检查等的适用范围、结果判断及其临床意义。

（三）了解

门诊处置室的消毒、无菌操作规范和常见处置的操作。

【见习内容】

1. 眼前段检查：视力、视功能，裂隙灯检查眼睑、泪器、结角膜、虹膜和晶状体。

2. 眼后段检查：直接检眼镜行眼底检查。

3. 眼科特殊检查　眼压测量、色觉检查、视野、OCT、UBM、A 超、FFA。

4. 点眼水和涂眼膏的方法，绷带包扎患眼的方法。

5. 麦粒肿和霰粒肿的处置。

6. 泪道冲洗和结膜下注射的方法。

【见习准备】

教师在门诊准备好检查设备。

【见习步骤及安排】

1. 说明本次实习目的、实习内容及整个见习过程的步骤。

2. 讲授并让学生练习视力检查、视野检查、色觉检查、裂隙灯显微镜和直接检眼镜检查，以及眼压测量。

3. 了解 OCT、UBM、A 超、FFA 的检查方法及结果判断。

4. 带领学生进入处置室，严格遵循无菌规程，讲解点眼水和涂眼膏的方法。

5. 结合临床病例讲授、观摩麦粒肿和霰粒肿的不同处置方法。

6. 结合临床病例讲授、观摩泪道冲洗和结膜下注射的方法。

（包秀丽）

见习三　眼科常见病

【见习目的】

（一）掌握

1. 结膜炎与角膜炎的临床体征，区分睫状充血和结膜充血。

2. 急性闭角型青光眼的诊断、鉴别诊断及处理原则。

3. 老年性白内障的分类及手术适应证。

4. 虹膜睫状体炎的临床体征及治疗原则。

（二）熟悉

屈光不正、斜视、弱视的基本检查及治疗方法。

（三）了解

屈光不正、斜视和弱视的关系。

【见习内容】

1. 青光眼的定义、临床表现和分类，眼内压的概念及正常值。

2. 急、慢性闭角型青光眼的病因、诊断及治疗原则。

3. 白内障的概述、定义和分类。

4. 各种类型白内障的临床表现及诊断、治疗方法。

5. 虹膜睫状体炎的临床表现、诊断及治疗原则。

6. 眼的屈光系统、屈光不正的内容、检查及矫正方法。

7. 共同性斜视与非共同性斜视的诊断与治疗。

8. 弱视的概念、检查及治疗方法。

【见习准备】

老师根据要求，尽可能选择有典型病史和体征的各种病例。

【见习步骤及安排】

1. 说明本次实习目的、实习内容及整个见习过程的步骤。

2. 在带教老师指导下交替进行典型病例检查。

3. 见习白内障患者的眼前段检查和视功能检查。

4. 见习青光眼患者的视功能检查、眼底检查和前房角镜检查。

【见习病例】

（一）白内障

1. 病史询问要点　主要症状（视力）、病程、伴随症状及鉴别诊断的阴性体征。

2. 体检要点　晶状体混浊的部位、程度和分级。

3. 见习步骤及讨论

（1）选取典型病例进行裂隙灯检查。

（2）讨论不同类型白内障的临床体征的差异。

（二）急性闭角型青光眼

1. 病史询问要点　主要症状（视力、疼痛、眼红、虹视及伴随症状）、病程及鉴别诊断的要点。

2. 体检要点　角膜水肿、前房深度、瞳孔、虹膜、晶状体前囊膜。

3. 见习步骤及讨论

（1）选取典型病例进行裂隙灯、房角镜和眼底检查。

（2）讨论不同时期的临床表现及治疗原则。

（三）虹膜睫状体炎

1. 病史询问要点　主要症状（视力、疼痛、充血）、病程、伴随症状及鉴别诊断的要点。

2. 体检要点　KP、房闪、瞳孔、虹膜。

3. 见习步骤及讨论

（1）选取典型病例进行裂隙灯检查。

（2）讨论虹膜睫状体炎的临床表现及治疗原则。

（包秀丽）

第十章　口腔科学

口腔科学是研究口腔器官、面部软硬组织、颞下颌关节及颈部某些疾病的发病机制、临床表现、诊断原则以及相应的防治措施为主要内容的学科。在系统学习理论课的基础上，通过教学见习，使学生对基础理论、基本知识和基本技能进行深入透彻的理解和运用，将课堂理论与临床实践相结合，使学生熟悉口腔科学的业务范围、常见病、多发病的诊治原则及预防措施，了解口腔颌面部疾患与全身的关系，增强他们的实际工作能力。根据培养方案的要求，临床、麻醉、影像医学本科专业口腔科学见习课共 8 学时，2 次。

节数	临床、麻醉、影像医学本科专业	
	内容	学时
见习一	刷牙方法和控制菌斑	4
见习二	口腔局部麻醉	4
总计		8

见习一　刷牙方法和控制菌斑

【见习目的】

（一）掌握

1. 漱口剂、牙刷、牙膏的原理和选择。
2. 刷牙漱口的方法。

（二）熟悉

控制牙间隙菌斑的其他方法。

【见习内容】

1. 复习漱口剂、牙刷、牙膏以及刷牙方法的理论知识。
2. 控制牙菌斑的方法。
3. 保健牙刷的标准与牙周健康的关系。
4. 洁牙剂的种类与成分。
5. 掌握有效刷牙方法。

【见习准备】

牙刷模型、各种牙刷、牙膏、牙线和牙签、菌斑显示剂等。

【见习步骤及安排】

1. 讲解控制牙菌斑的方法，学生重点掌握刷牙方法。
2. 学生自己刷牙前后使用菌斑显示剂，显示口腔内菌斑附着情况，了解和体会刷牙的重点部位和清除牙菌斑的效果。

3. 解决好刷牙后的污物处理。

4. 书写实习报告。

5. 评定学生对有效刷牙方法的掌握程度。

（孙东涛）

见习二 口腔局部麻醉

【见习目的】

（一）掌握

下牙槽神经阻滞麻醉的方法和步骤。

（二）熟悉

口腔各种局部麻醉的方法和步骤；控制牙间隙菌斑的其他方法。

【见习内容】

下牙槽神经阻滞麻醉的理论知识及临床操作。

【见习准备】

一次性口腔器械盒、一次性橡胶检查手套、一次性使用无菌注射器、盐酸利多卡因注射液。

【见习步骤及安排】

1. 教师在示教室集中学生，讲解本次实习的内容、目的、要求。

2. 门诊口腔外科诊室，教师为学生示范口腔局部麻醉注射，同时回顾下牙槽神经阻滞麻醉的要点。

3. 学生分组互相操作，教师巡回指导。

4. 学生提问疑点、难点，分别解答。

5. 书写实习报告。

6. 评定学生对口腔局部麻醉的掌握程度。

（李 琼）

第十一章　皮肤性病学

皮肤性病学包括皮肤病学和性病学，都是临床医学的重要组成部分。皮肤是人体最大的器官，皮肤病学是研究皮肤和附属器及各种与之相关疾病的科学，其内容包括正常皮肤及附属器的结构功能，各种皮肤及附属器疾病的病因、发病机制、临床表现、诊断方法、治疗及预防。在系统学习皮肤性病学理论的基础上，通过课间实习，使学生对基础理论、基本知识和基本技能进行深入透彻的理解和运用，将课堂理论与临床实践相结合，培养学生独立思考、观察识别、思维理解、分析和解决问题的能力，充分发挥学生的主观能动性。根据培养方案的要求，临床、麻醉医学本科专业皮肤性病学见习课共 12 学时，3 次。

节数	临床、麻醉医学本科专业	
	内容	学时
见习一	常见皮肤性病的主要症状、典型病例示教	4
见习二	常用皮肤病外用药物、典型病例示教	4
见习三	皮肤病病历书写、真菌镜检检查	4
总计		12

见习一　常见皮肤性病的主要症状、典型病例示教

【见习目的】

（一）掌握

皮肤性病学的主要症状及原发、继发皮肤损害。

（二）了解

皮肤性病学的重要性。

【见习内容】

皮肤性病的主要症状及原发、继发皮肤损害。示教典型皮损、典型病例。

【见习准备】

教师选择并讲解病例，尽量选择临床表现和皮损典型的、诊断明确的病例。

【见习步骤及安排】

1. 在示教室集中学生，说明本次实习目的、内容及整个见习过程的步骤。

（1）掌握皮肤病的主要症状及原发、继发皮肤损害。

（2）掌握所选择病例的诊断标准、治疗原则，并强调典型的皮肤损害与鉴别诊断。

2. 把学生分成小组，按组查看典型患者，包括询问病史和查体。

3. 每组选择一位学生汇报本组病例的情况，总结患者病史和典型皮损，小组其他成员再

做补充。最后由带教老师给予评价，指出错误并讲解。带教老师带领学生查看典型患者，示范询问病史，查看典型皮损并做正确描述。

4. 教师提供示教过程中典型病例的实验室检查结果及辅助检查结果，并协助学生分析各项检查的临床意义。

5. 教师应从以下几方面分析总结病例：

（1）主要病史和特点。

（2）典型皮损、阳性体征及临床意义。

（3）各种实验室检查、辅助检查结果与临床意义。

（4）诊断、鉴别诊断。

（5）治疗原则。

（吕新翔）

见习二　常用皮肤病外用药物、典型病例示教

【见习目的】

掌握皮肤病外用药物种类、剂型和用药原则。

【见习内容】

常用外用药物种类、剂型、用药原则及实物，示教外用药物使用，示教操作过程，示教典型病例，从而掌握理论知识。

【见习准备】

1. 准备不同剂型的外用药物，包括溶液、酊剂、油剂、膏剂、霜剂等，以及不同种类外用药（抗细菌、真菌、激素等药物）。

2. 教师选择并讲解病例，尽量选择临床表现和皮损典型的、诊断明确的病例。

【见习步骤及安排】

1. 在示教室集中学生，说明本次实习目的、内容及整个见习过程的步骤。

（1）掌握常用外用药物的种类、剂型、用药原则。

（2）掌握所选择病例的诊断标准、治疗原则，并强调典型的皮肤损害与鉴别诊断。

2. 学生分成小组，按组查看典型患者，包括询问病史和查体。

3. 每组选择一位学生汇报本组病例的情况，总结患者病史和典型皮损，小组其他成员再做补充，最后由带教老师给予评价，指出错误并讲解。带教老师带领学生查看典型患者，示范询问病史，查看典型皮损并做正确描述。

4. 教师提供示教过程中典型病例的实验室检查结果及辅助检查结果，并协助学生分析各项检查的临床意义。

5. 教师应从以下几方面分析总结病例：

（1）主要病史和特点。

（2）典型皮损、阳性体征及临床意义。

（3）各种实验室检查、辅助检查结果与临床意义。

（4）诊断、鉴别诊断。

（5）治疗原则。

（吕新翔）

见习三　皮肤病病历书写、真菌镜检检查

【见习目的】

（一）熟悉

病历书写规则、要求、内容、格式及问诊技巧。

（二）了解

1. 真菌室、处置室、性病实验室、光疗室、变态反应室的使用。

2. 皮肤癣菌病的取材、实验及镜下形态。

【见习内容】

1. 皮肤病病历书写，通过参观真菌室、处置室、性病实验室、光疗室、变态反应室等，了解皮肤癣菌病的取材、实验及镜下形态，了解一些皮肤病的检查、处置过程，从而使学生了解实验室检查在皮肤科的重要性。

2. 教师总结本次实习应熟悉的内容。

【见习准备】

1. 选择一份典型病例。

2. 选择典型患者（实验室）。

3. 准备阳性标本　菌丝、孢子。

【见习步骤及安排】

1. 首先讲述皮肤科病历书写及方法。

2. 分组轮转各实验室，由实验室的技术员示范标本采集，示范阳性标本，技术员示范典型病例处置、操作过程。

【见习病例】

（一）带状疱疹

1. 病史询问要点　发病诱因、疼痛发生时间、疼痛性质、持续时间、部位、水疱发生时间、部位分布。

2. 体检要点　红斑、水疱的部位、分布，是否单侧分布。

3. 见习步骤及讨论

（1）首先讲述皮肤病病历书写的要求。

（2）选择典型病例，学生询问病史，书写病历。

（3）带教老师对学生书写病历进行逐一讲解、分析、讨论，指出不足之处。

（4）结合本患者对疾病进行讲解，了解发病机制、临床表现、治疗原则等。

（二）银屑病

1. 病史询问要点　起病时间，疾病复发、加重的诱因，与季节的关系，皮损的分布，是否伴有关节痛、脓疱、全身红皮等症状，是否有家族史。

2. 体检要点　皮损性质（丘疹、斑块、鳞屑、脓疱、糜烂等）、分布，刮蜡、薄膜、点状出血现象的检查。

3. 见习步骤及讨论

（1）首先讲述皮肤病病历书写的要求。

（2）选择典型病例，学生询问病史，书写病历。

（3）带教老师对学生书写病历进行逐一讲解、分析、讨论，指出不足之处。

（4）结合本患者对疾病进行讲解，了解发病机制、临床表现、治疗原则等。

（韩建文）

第十二章　医学影像学

医学影像学是应用医学成像技术对人体疾病进行诊断和在影像成像技术引导下对人体疾病进行微创性诊断及治疗的医学学科，是临床医学的重要组成部分。要求学生在学习医学影像学专业基础课的过程中，通过实验课的学习验证理论，补充部分理论课没有讲授的内容，使学生学到的知识更为巩固和全面；通过教师指导和学生亲自阅片，比较全面地了解医学影像学课程；提高分析和解决问题的能力。本指导适用于五年制临床医学专业、麻醉、口腔医学专业、蒙医学专业本科学生使用，学时为24学时，共6次。在使用中注意以下问题：①根据教材、讲义、理论教学大纲进行编写，每次实验课由教学目的与要求、教学重点与难点和教学内容三部分组成。教学目的注明教学目标，教学要求分掌握、熟悉和了解三个层级，教学内容与教学要求对应。②教师在保证大纲核心内容的前提下，可结合临床讲授重点内容和介绍一般内容。

节数	临床医学、麻醉、口腔医学、蒙医学专业	
	内容	学时
见习一	中枢神经系统与头颈部	4
见习二	呼吸系统	4
见习三	循环系统	4
见习四	消化系统与腹膜腔——食管与胃肠道、肝胆脾	4
见习五	消化系统与腹膜腔——胰腺、急腹症、泌尿生殖系统与腹膜后间隙	4
见习六	骨关节与软组织	4
总计		24

见习一　中枢神经系统与头颈部

【见习目的】

（一）掌握

1. 常见颅内肿瘤、外伤、脑血管疾病、常见感染性疾病的影像学表现。
2. 椎管内常见肿瘤的影像学表现。
3. 眼部炎性假瘤、泪腺良性混合瘤、视神经胶质瘤、海绵状血管瘤的超声和CT表现。
4. 眼部异物的超声和CT表现、眼眶骨折的CT表现。
5. 鼻窦炎、恶性肿瘤、鼻和鼻窦骨折的CT表现。

6. 中耳乳突炎的 CT 表现。

7. 咽部脓肿、鼻咽癌的 CT、MRI 表现。

8. 喉癌的 CT、MRI 表现。

9. 造釉细胞瘤的 X 线、CT 表现，腮腺混合瘤的超声、CT 表现。

10. 甲状腺肿瘤、甲状腺肿的超声、CT 表现。

（二）熟悉

1. 脑和脊髓的正常影像学表现及基本病变表现，尤其是 CT、MRI 表现。

2. 常见颅内肿瘤、外伤、脑血管疾病、常见感染性疾病的临床与病理。

3. 眼部、耳部、鼻和鼻窦、咽部、喉部、颈部正常 CT 表现与基本病变 CT 表现。

4. 眼部、颈部正常超声表现与基本病变表现。

5. 眼部炎性假瘤、泪腺良性混合瘤、视神经胶质瘤、海绵状血管瘤的临床与病理，眼部异物、眼眶骨折的临床与病理。

6. 鼻窦炎、恶性肿瘤的临床与病理。

7. 中耳乳突炎的临床与病理。

8. 咽部脓肿、鼻咽癌的临床与病理。

9. 喉癌临床与病理。

10. 造釉细胞瘤、腮腺混合瘤的临床与病理。

11. 甲状腺肿瘤、甲状腺肿的临床与病理。

（三）了解

1. 中枢神经系统影像学检查方法、指征、价值与限度。

2. 多发性硬化、先天性畸形和发育异常、新生儿缺氧缺血性脑病的影像学表现。

3. 头颈部各部位检查技术。

4. 鼻咽血管纤维瘤的临床与病理、CT 表现。

【重点与难点】

（一）重点

1. 脑和脊髓基本病变的影像学表现，尤其是 CT、MRI 表现。

2. 常见颅内肿瘤、外伤、脑血管疾病、常见感染性疾病的影像学表现。

3. 常见椎管内肿瘤的影像学表现。

4. 头颈部肿瘤的影像学诊断和鉴别诊断。

（二）难点

1. 颅内肿瘤的定位、定性诊断及鉴别诊断。

2. 硬膜外血肿和硬膜下血肿的分期、各期影像学特点及二者的鉴别诊断。

3. 颅内感染性疾病的鉴别诊断。

4. 椎管内肿瘤的定位、定性诊断及鉴别诊断。

【见习内容】

（一）中枢神经系统（3 学时）

1. 了解中枢神经系统 X 线、CT、MRI 检查技术。

2. 熟悉 X 线、CT、MRI 脑正常影像学表现和基本病变表现，特别是 CT、MRI 脑主要层面正常表现和 CT、MRI 基本病变表现。

3. 熟悉星形细胞瘤、脑膜瘤、垂体瘤、听神经瘤的临床与病理，掌握 CT、MRI 表现。

掌握脑外伤 CT、MRI 表现。熟悉脑出血、脑梗死的临床与病理，掌握脑出血、脑梗死的 CT、MRI 表现。熟悉脑脓肿、结核性脑膜炎、脑囊虫病的临床与病理，掌握其 CT、MRI 表现。了解多发性硬化、先天性畸形、新生儿缺氧缺血性脑病的影像学表现。分析、讨论脑肿瘤基本特征，脑内、外肿瘤的 CT、MRI 鉴别诊断。

4. 熟悉脊髓 X 线、CT、MRI 正常影像学表现和基本病变表现。

5. 熟悉椎管内肿瘤、脊髓损伤的临床与病理，掌握 MRI 表现。

6. 具体学时分配　脑，2 学时；脊髓，1 学时。

（二）头颈部（1 学时）

1. 熟悉耳部、喉部、颈部的正常 CT 表现。

2. 掌握中耳乳突炎的 CT 表现。

3. 熟悉喉癌的临床与病理，掌握其 CT 表现。

4. 熟悉造釉细胞瘤、腮腺混合瘤的临床与病理，掌握造釉细胞瘤的 X 线、CT 表现，腮腺混合瘤的 CT 表现。

5. 熟悉甲状腺肿、甲状腺癌的临床与病理，掌握其 CT 表现。

6. 学时分配　耳部，0.25 学时；喉部，0.25 学时；口腔颌面部，0.25 学时；颈部，0.25 学时。

（刘挨师）

见习二　呼吸系统

【见习目的】

（一）掌握

1. 肺叶正常 X 线划分，纵隔 X 线分区，肺叶和肺段 CT 划分，叶间裂，纵隔主动脉弓上层面、肺动脉主干层面、上肺静脉与下肺静脉层面正常 CT 表现。

2. 阻塞性肺气肿、阻塞性肺不张 X 线、CT 表现，肺部病变 X 线、CT 表现，重点肺实变、结节与肿块、空洞与空腔。

3. 支气管扩张的 X 线及 CT 表现。

4. 大叶性肺炎的 X 线及 CT 表现。

5. 小叶性肺炎的 X 线及 CT 表现。

6. 肺脓肿的 X 线及 CT 表现。

7. 肺结核的分型，Ⅰ型、Ⅱ型、Ⅲ型、Ⅳ型肺结核的 X 线及 CT 表现。

8. 肺癌的病理分型，中央型肺癌和周围型肺癌的 X 线、CT 表现，掌握良、恶性肿块的鉴别诊断，良、恶性空洞的鉴别诊断。

（二）熟悉

1. 正常 X 线表现，网状、细线状及条索状影与钙化的 X 线、CT 表现。

2. 胸腔积液、气胸与液气胸的 X 线及 CT 表现，胸膜肥厚、粘连与钙化、胸膜肿瘤的 X 线和 CT 表现，纵隔正常 MRI 表现。

3. 支气管扩张的临床与病理。

4. 支气管异物的临床与病理及其 CT 表现。

5. 大叶性肺炎、小叶性肺炎的临床与病理。

6. 肺脓肿的临床与病理。

7. 肺结核的临床与病理。

8. 常见纵隔肿瘤和瘤样病变（胸内甲状腺肿、胸腺瘤、畸胎瘤、淋巴瘤及神经源性肿瘤）的影像学表现。

（三）了解

1. 检查技术。

2. 胸壁软组织、骨骼、纵隔与肺门淋巴结的正常 CT 表现。

3. 胸膜肥厚、粘连与钙化、胸膜肿瘤的 X 线表现。

【重点与难点】

1. 肺纹理的 X 线与 CT 表现，肺叶和肺段划分。

2. 阻塞性肺不张的 X 线与 CT 表现，肺结节与肿块的 X 线及 CT 表现，良、恶性鉴别，空洞的 X 线及 CT 表现，良、恶性空洞的鉴别，纵隔移位的 X 线及 CT 表现及原因分析。

3. 支气管扩张的 X 线及 CT 表现。

4. 大叶性肺炎、小叶性肺炎、肺脓肿的 X 线与 CT 表现。

5. 肺结核的分型及Ⅰ型、Ⅱ型、Ⅲ型、Ⅳ型肺结核的 X 线及 CT 表现。

6. 中央型肺癌直接征象、间接征象的 X 线及 CT 表现，周围型肺癌恶性征象的 X 线及 CT 表现。

7. 常见纵隔肿瘤和瘤样病变（胸内甲状腺肿、胸腺瘤、畸胎瘤、淋巴瘤及神经源性肿瘤）的好发部位，特征性 X 线、CT 及 MRI 表现。

【见习内容】

1. 了解呼吸系统检查技术。

2. 熟悉正常 X 线、CT 表现。

3. 掌握肺部基本病变的 X 线、CT 表现，分析、讨论纵隔移位原因、鉴别诊断。

4. 熟悉胸膜基本病变的 X 线、CT 表现，积液曲线、胸腔积液、腹水的 CT 鉴别诊断要点。

5. 熟悉支气管扩张、肺炎、肺脓肿、肺结核、肺癌的临床与病理，掌握支气管扩张、肺炎、肺脓肿、肺结核、肺癌的 X 线、CT 表现，掌握良、恶性空洞的 X 线、CT 鉴别诊断，良、恶性结节或肿块的 X 线、CT 鉴别诊断要点。

6. 熟悉气管、支气管异物 CT 表现，熟悉常见纵隔肿瘤的 CT、MRI 表现，熟悉纵隔肿瘤好发部位。

7. 学时分配　正常影像学表现，1 学时；基本病变表现，1 学时；疾病诊断，2 学时。

（刘挨师）

见习三 循环系统

【见习目的】

（一）掌握

1. 超声心动图的种类。

2. 正常心脏、大血管的超声表现；X 线心脏大血管后前位投影，心胸比率；纵隔主要层面 CT 表现；心脏形态异常 X 线表现、肺血流异常 X 线表现。

3. 肺动脉栓塞、主动脉夹层、下肢动脉粥样硬化、下肢深静脉血栓的 CT、MRI 表现。

4. 主动脉夹层、下肢动脉粥样硬化、下肢深静脉血栓超声诊断。

5. 冠心病、风湿性心脏病、原发性心肌病、先天性心脏病的超声、CT、MRI 表现。

（二）熟悉

1. 心脏运动和血流异常超声表现、血管（动脉）超声正常表现。

2. 心包积液、心包肥厚、钙化的超声表现。

3. 正常冠状动脉 CT 血管造影术（CTA）表现，冠心病 CTA 表现及其价值。

4. 心包积液、心包肥厚、钙化的 X 线、CT 表现。

5. 肺动脉栓塞、主动脉夹层、下肢动脉粥样硬化、下肢深静脉血栓的临床与病理。

（三）了解

1. 心脏与心包、血管超声、X 线、CT、MRI 检查技术。

2. 肺动脉栓塞超声表现。

3. 冠心病 MRI 表现。

4. 原发性心肌病的临床与病理及其 CT、MRI 表现。

【重点与难点】

1. 二尖瓣狭窄的定性及定量诊断。

2. 心肌梗死及其并发症的超声表现。

3. 主动脉夹层的分型、超声表现。

4. 原发性心肌病的超声表现。

5. 房间隔缺损的超声表现。

6. 心脏形态异常的 X 线表现，肺血流异常的 X 线表现。

7. 冠心病、风湿性心脏病、原发性心肌病、先天性心脏病的 X 线、CT、MRI 表现。

8. 肺动脉栓塞、主动脉夹层、下肢动脉粥样硬化、下肢深静脉血栓的超声、CT、MRI 表现。

【见习内容】

（一）正常影像学表现

1. X 线表现　掌握后前位左右心缘的构成，掌握心胸比率的概念和意义，复习肺纹理的组成及 X 线表现。

2. CT 表现

（1）掌握

1）主动脉弓上层面。

2）主动脉弓层面。

3）主肺动脉窗层面。

4）左心房层面。

5）四腔心层面正常 CT 表现。

（2）熟悉正常冠状动脉 CTA 表现。

3. MRI 表现　了解心脏、心包、血管正常 MRI 表现。

（二）基本病变表现

1. 掌握心脏形态异常的 X 线表现（二尖瓣型、主动脉型和普大型）、肺血流异常的 X 线表现，包括：

（1）肺动脉异常：肺充血、肺动脉高压、肺血减少。

（2）肺静脉高压：肺淤血、间质性肺水肿、肺泡性肺水肿。

2. 熟悉心包积液、心包肥厚、钙化的 X 线、CT 表现（结合心包疾病内容）。

（三）冠心病

熟悉冠心病的 CTA 表现及其价值，了解冠心病 MRI 表现。

（四）风湿性心脏病

1. 掌握临床与病理表现。

2. 掌握 X 线表现　左心房增大、肺淤血、肺静脉高压（间质性肺水肿）的 X 线表现。

（五）原发性心肌病

了解临床与病理及其 X 线、CT、MRI 表现。

（六）先天性心脏病

掌握房间隔缺损的 X 线表现，肺血流异常和各房室增大的 X 线表现。

（七）血管 CTA、MRA 检查技术

（八）学时分配

心脏与心包，3 学时；血管，1 学时。

（刘挨师）

见习四　消化系统与腹膜腔——食管与胃肠道、肝胆脾

【见习目的】

（一）掌握

1. 胃肠道正常及基本病变的 X 线造影表现。

2. 食管癌、食管静脉曲张、胃溃疡及十二指肠溃疡、胃癌、结肠癌的 X 线表现。

3. 肝硬化、肝脓肿、肝血管瘤、肝癌、肝囊肿的超声、CT、MRI 表现。

4. 胆石症与胆囊炎的超声、CT、MRI 表现。

5. 急性胰腺炎、胰腺癌的超声、CT、MRI 表现。

6. 肠梗阻、肠穿孔的 X 线、CT 表现。

（二）熟悉

1. 肝胆胰脾正常与基本病变的超声、CT、MRI 表现。

2. 肝硬化、肝癌、胆石症与胆囊炎、急性胰腺炎的临床与病理。

（三）了解

1. 食管与胃肠道检查技术。
2. 肝胆胰脾检查技术。
3. 脾正常和基本病变的超声、CT、MRI 表现。
4. 腹膜腔和肠系膜检查技术、正常影像学表现、基本病变表现、疾病诊断。
5. 腹部外伤 CT 表现。

【重点与难点】

1. 食管及胃的正常 X 线表现。
2. 食管癌、胃癌、结肠癌的 X 线表现。
3. 胃溃疡、十二指肠溃疡的 X 线表现。
4. 肝硬化、肝脓肿、肝血管瘤、肝癌、肝囊肿的超声、CT、MRI 表现。

【见习内容】

（一）食管与胃肠道

1. 了解检查技术。
2. 掌握食管、胃、小肠、结肠的 X 线造影正常表现。
3. 掌握基本病变的 X 线造影表现，特别是充盈缺损、龛影。
4. 疾病诊断。

（1）食管癌

1）熟悉临床与病理。

2）掌握 X 线造影表现。

（2）食管静脉曲张

1）熟悉临床与病理。

2）掌握 X 线造影表现。

（3）胃、十二指肠溃疡

1）熟悉临床与病理。

2）掌握胃、十二指肠溃疡的 X 线造影表现。

（4）胃癌

1）熟悉临床与病理。

2）掌握 X 线造影表现，特别是良恶性溃疡的 X 线造影鉴别诊断。

（5）结肠癌

1）熟悉结肠癌临床与病理。

2）掌握结肠癌的 X 线造影表现。

（二）肝、胆系、胰腺和脾

1. 了解检查技术。
2. 熟悉肝胆胰脾的正常 CT、MRI 表现。
3. 熟悉肝胆胰脾基本病变的 CT、MRI 表现。
4. 疾病诊断

（1）脂肪肝

1）了解临床与病理。

2）熟悉 CT、MRI 表现。

（2）肝硬化

1）熟悉临床与病理。

2）掌握肝硬化 CT、MRI 表现。

（3）肝脓肿

1）熟悉临床与病理。

2）掌握肝脓肿 CT、MRI 表现。

（4）肝棘球蚴病

1）了解临床与病理。

2）了解 CT、MRI 表现。

（5）肝海绵状血管瘤

1）了解临床与病理。

2）掌握肝海绵状血管瘤 CT、MRI 表现。

（6）肝细胞癌

1）熟悉临床与病理。

2）掌握肝细胞癌 CT、MRI 表现。

（7）肝转移瘤

1）了解临床与病理。

2）了解肝转移瘤超声、CT、MRI 表现。

（8）肝囊肿

1）了解临床与病理。

2）掌握肝囊肿 CT、MRI 表现。

（9）胆石症与胆囊炎

1）熟悉临床与病理。

2）掌握 CT、MRI 表现。

（10）胆囊癌

1）了解临床与病理。

2）熟悉胆囊癌 CT、MRI 表现。

（三）学时分配

食管与胃肠道，2 学时；肝胆脾，2 学时。

（刘挨师）

见习五　消化系统与腹膜腔——胰腺、急腹症、泌尿生殖系统与腹膜后间隙

【见习目的】

（一）掌握

1. 泌尿系统结石、泌尿系统结核及泌尿系统常见肿瘤的影像学表现。
2. 肾上腺腺瘤的影像学表现。
3. 子宫肌瘤的影像学表现。
4. 前列腺增生及前列腺癌的影像学表现。

（二）熟悉

1. 泌尿系统的正常及基本病变表现。
2. 肾上腺正常及基本病变表现。
3. 女性生殖系统的正常及基本病变表现。
4. 男性生殖系统的正常及基本病变表现。
5. 肾与输尿管结石、肾结核、肾细胞癌、膀胱癌的临床与病理。
6. 肾上腺腺瘤的临床与病理。
7. 子宫肌瘤、宫颈癌的临床与病理，宫颈癌的影像学表现 。

（三）了解

1. 肾与输尿管先天异常的影像学表现。
2. 肾囊肿与多囊肾的影像学表现。
3. 肾盂癌的影像学表现。
4. 肾上腺皮质增生、嗜铬细胞瘤、肾上腺转移瘤的影像学表现。
5. 卵巢囊肿和卵巢肿瘤的影像学表现。
6. 妊娠与计划生育的超声检查。
7. 腹膜后间隙的影像学表现。

【重点与难点】

（一）重点

1. 泌尿系统结石及泌尿系统常见肿瘤的影像学表现。
2. 前列腺增生及前列腺癌的影像学表现。
3. 子宫肌瘤、宫颈癌的影像学表现。
4. 肾上腺腺瘤的影像学表现。

（二）难点

1. 泌尿系统、男性生殖系统、女性生殖系统肿瘤的定位、定性诊断及鉴别诊断。
2. 良性前列腺增生、前列腺癌的 MRI 表现。
3. 女性生殖系统肿瘤的 CT 及 MRI 表现。
4. 肾上腺常见肿瘤的鉴别诊断。

【见习内容】

（一）胰腺

1. 疾病诊断

（1）急性胰腺炎

1）熟悉临床与病理。

2）掌握 CT、MRI 表现。

（2）慢性胰腺炎

1）熟悉临床与病理。

2）掌握 CT、MRI 表现。

（3）胰腺癌

1）熟悉临床与病理。

2）掌握 CT、MRI 表现。

（二）急腹症

1. 了解检查技术。

2. 肠梗阻

（1）熟悉肠梗阻的临床与病理。

（2）掌握肠梗阻 X 线、CT 表现，特别是 CT 对肠梗阻部位、原因的分析。

3. 胃肠道穿孔

（1）熟悉临床与病理。

（2）掌握胃肠道穿孔的 X 线、CT 表现。

（三）泌尿生殖系统与腹膜后间隙

1. 了解检查技术

2. 熟悉正常 X 线、CT、MRI 表现。

3. 熟悉肾与输尿管结石、肾结核、肾细胞癌、膀胱癌、肾上腺皮质腺瘤、子宫肌瘤、宫颈癌、前列腺增生、前列腺癌的临床与病理，掌握肾与输尿管结石、肾结核、肾细胞癌、膀胱癌、肾上腺皮质腺瘤、子宫肌瘤、宫颈癌、前列腺增生、前列腺癌的 X 线、CT、MRI 表现。

4. 了解肾囊肿与多囊肾、肾盂癌的 CT、MRI 表现。

（四）学时分配

胰腺，1 学时；急腹症，2 学时；泌尿系统，0.5 学时；肾上腺，0.5 学时；女性生殖系统，0.5 学时；男性生殖系统，0.5 学时。

（刘挨师）

见习六　骨关节与软组织

【见习目的】

（一）掌握

1. 骨骼、关节基本病变的 X 线、CT 表现。

2. 骨骼创伤的 X 线、CT、MRI 表现。
3. 急性、慢性化脓性骨髓炎的影像学表现。
4. 脊椎结核、关节结核、长骨骨骺干骺端结核的影像学表现。
5. 骨肉瘤、骨巨细胞瘤的影像学表现。
6. 良、恶性骨肿瘤的影像学鉴别诊断。
7. 化脓性关节炎、关节结核的影像学表现。
8. 膝关节半月板损伤、交叉韧带损伤、侧副韧带复合体损伤的 MRI 表现。

（二）熟悉

1. 骨骼、关节正常影像学表现。
2. 急性、慢性化脓性骨髓炎的临床与病理。
3. 骨结核的临床与病理。
4. 骨肿瘤影像学诊断的主要依据。
5. 骨巨细胞瘤、骨肉瘤的临床与病理。
6. 韧带损伤的 MRI 表现。
7. 维生素 D 缺乏性佝偻病的临床与病理及 X 线表现。
8. 发育性髋关节发育不良的临床与病理及 X 线表现。

（三）了解

1. 骨骼、关节、软组织的 X 线、CT、MRI 检查技术。
2. 骨软骨瘤的临床与病理及影像学表现。
3. 骨囊肿的临床与病理及影像学表现。
4. 化脓性关节炎、关节结核的临床与病理。
5. 类风湿性关节炎、强直性脊柱炎的临床与病理及影像学表现。
6. 软组织的正常影像学表现与基本病变表现。
7. 软组织炎症与肿瘤的临床与病理及影像学表现。

【重点与难点】

（一）重点

1. 骨骼、关节基本病变的影像学表现。
2. 骨与关节创伤的影像学表现。
3. 急、慢性化脓性骨髓炎的影像学表现。
4. 脊椎结核、关节结核、长骨骨骺干骺端结核的影像学表现。
5. 良、恶性骨肿瘤的鉴别。
6. 骨肉瘤、骨巨细胞瘤的影像学表现。
7. 类风湿性关节炎、强直性脊柱炎的 X 线、CT、MRI 表现。
8. 维生素 D 缺乏性佝偻病的 X 线表现。
9. 发育性髋关节发育不良的 X 线表现。

（二）难点

1. 化脓性骨髓炎的诊断及鉴别诊断。
2. 脊椎结核诊断。
3. 关节结核和化脓性关节炎的鉴别诊断。
4. 化脓性骨髓炎与恶性骨肿瘤的鉴别诊断。

5. 骨肿瘤的影像学表现及鉴别诊断。

【见习内容】

1. 了解检查技术。

2. 熟悉正常影像学表现。

3. 掌握基本病变表现。

4. 疾病诊断

（1）熟悉骨折、化脓性骨髓炎、化脓性关节炎、骨关节结核、骨巨细胞瘤、骨肉瘤的临床与病理，掌握骨折、化脓性骨髓炎、化脓性关节炎、骨关节结核、骨巨细胞瘤、骨肉瘤的X线、CT、MRI表现。

（2）熟悉椎间盘突出的临床与病理，掌握其CT、MRI表现。

（3）熟悉膝关节半月板撕裂、韧带损伤的MRI表现。

（4）熟悉维生素D缺乏性佝偻病、髋关节发育不良的X线表现。

5. 学时分配　骨骼，3学时；关节，1学时。

（刘挨师）